Dr.マルオの歯科大学では教えてくれない

ヒト・モノ・カネ・情報

若手歯科医師がキャリアに悩んだときに読む本

著　丸尾 勝一郎

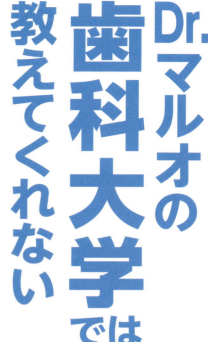

クインテッセンス出版株式会社　2024

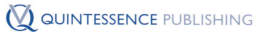

Berlin | Chicago | Tokyo
Barcelona | London | Milan | Mexico City | Paris | Prague | Seoul | Warsaw
Beijing | Istanbul | Sao Paulo | Zagreb

はじめに

本書を手に取っていただき、ありがとうございます。

本書は、私が歯学部学生時代から大学卒業後の数年間に、知っておきたかった内容を詰め込んだものです。皆さんの疑問に答え、進むべき道を示すために書きました。

- どうやって進路を決めたらいいの？
- 専門医は目指すべきなの？
- 大学院行くべきなの？
- 留学ってどうやってするの？
- 開業しても上手くいくのかな？
- どうやったらお金持ちになれるんだろう？
- どうやったら成功できるんだろう？
- どうやったら有名になれるんだろう？

目の前の進路のことから、漠然とした遠い未来のことまで、知らないことばかりで不安がいっぱいでした。そんな疑問や不安に対する答えを、自分なりに探し求めてきた経験をもとに、本書をまとめました。

私のキャリアの軌跡

歯学部を卒業後、インプラントを専門とする大学院に進学し、その後、アメリカに留学しました。外部から見れば、私のキャリアは大学教授コースに見えたかもしれません。しかし、大学でのキャリアに限界を感じ、38歳で大学を退職し、勤務医を経ることなく開業しました。

開業してからの歩み

- 1年目：ユニットを3台から8台に拡大
- 3年目：分院設立
- 2年目：法人化
- 4年目：歯科技工所設立

この間、別会社を設立し、歯科専用の動画事業や書籍の執筆も行いました。セミナーや講演も年間約50件以上行っています。「大学退職後の急速な事業の拡大や成長の理由はなんですか？」と聞かれることがよくあります。それは、これまでの**知識の蓄積**によるものだと考えています。

知識の蓄積

どこで知識を得るのか？　その答えは「本」です。大学卒業後、冒頭の疑問の答えを求めて本を読み漁りました。カバンにはつねに3冊の本を入れ、通学時に読みたい本を読む。そんな大学院時代を過ごしました。ジャンルは幅広く、**ビジネス書**、**自己啓発本**、**小説**、**成功物語**、**お金持ちになる本**など、とにかく本屋に行ってはベストセラーをはじめ、気になるタイトルの本を片っ端から購入していました。

本書のねらい

　当時、歯科についての専門書籍は多くありましたが、歯科の経営や開業について特化した書籍は非常に少なかったことを覚えています。どうして、開業したら経営者として歯科医院を切り盛りしなければならないのに、そんな大事なことが書いてある本がないんだろう？　歯科大学を卒業した後、7～8割近い卒業生が開業するにもかかわらず、どうして大学では経営学やお金についての知識を教えないのだろう？と疑問に思っていました。

　それから約20年経ち、「自分が若い頃に、こんなセミナーがあったらなぁ」と思い、2019年から始めた「歯科大学では教えてくれない武器を身につけよう」という1年間のセミナーを書籍化したものが本書です。

本書の構成

　本書は、**Chapter1 ステップアップ編**、**Chapter2 マネジメント編**、**Chapter3 リーダーシップ編**という歯科医師のキャリアに合わせた3部構成となっています。

- **Chapter1**：歯学部生や研修医の先生に向けて、これから歯科という世界で生きていくうえで、最初に身につけてほしい知識を集約しました。
- **Chapter2**：開業医や大学に勤務している先生に向けて、開業や将来への貯蓄・資産形成についての基本的な知識をまとめています。
- **Chapter3**：勤務医や開業医の先生に向けて、自身の専門性を深く追究し、歯科界で講演するような人材になるためのヒントを述べています。

本書の使い方

　まずは、目次をざっと眺めていただければと思います。その中で、興味を惹くトピック5つに〇をつけてください。次に興味を惹くトピック5つに△をつけてください。次に〇をつけた5つのページを飛び飛びで読んでみてください。それで、おもしろいと思ったら、△をつけた5つのトピックを読み、それもおもしろいと思ったら、残り読んでいないところを読んでみてください。最初の5つの〇だけ読んで終わっていただいても結構ですが、できれば1年後にもう1度目次を読み直してみてください。その時、自分がつけた印とは違うものに興味が移っている可能性が高いからです。

　本書は歯科医師のキャリアに応じてトピックが設定されていますので、長期にわたって皆さんのお手伝いができることを願っています。

それでは、歯科大学では教えてくれない授業スタートです！

Contents

はじめに……………………………………………… 2

Chapter 1 ステップアップ編

1. 歯科界を生き抜くための武器

これからどんな時代になっていくのか？…………… 8
令和の時代を生き抜くための武器とは？…………… 10
歯科医師としての令和時代の生き方は？…………… 12
志の見つけ方と実現方法について…………………… 14

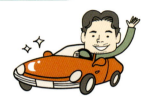

2. キャリアを効果的に積み重ねるための戦略

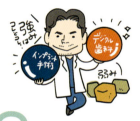

どんな時代でも求められる人になるためには？………… 16
高い技術を有する専門性は重要？…………………… 18
どの専門分野を選択すべきか？……………………… 20
海外留学はすべきか？………………………………… 22
開業するタイミング…………………………………… 24

3. 技術の磨き方と知識の蓄え方

技術を磨くために重要なこと………………………… 26
ボクノートのススメ…………………………………… 28
正しい知識の習得の仕方……………………………… 30
複数の歯科医院で働くことの意味…………………… 32
セミナーや講習会は参加したほうがよい？………… 34

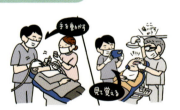

4. プレゼンテーションテクニック

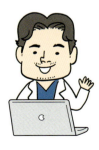

アウトプットすることの重要性……………………… 36
セルフイメージを知ることの重要性………………… 38
プレゼンテーションの意義…………………………… 40
プレゼンテーションの作り方………………………… 42
プレゼンテーションの仕方…………………………… 44
プレゼンテーション時の振る舞い方………………… 46
プレゼンテーションにオススメアイテム（著者セレクト）… 48

Chapter 2 マネジメント編

5. 大学では教えてくれないマネー学

お金とは？……………………………………………… 50
お金の稼ぎ方………………………………………… 52
年収を上げるためのステップ……………………… 54
お金持ちになるために必要なこと………………… 56
お金持ちの定義とは？資産とは？………………… 58
資産の増やし方・投資とは？……………………… 60
知っておくべき投資の知識………………………… 62
知っておくべき税金の知識………………………… 64

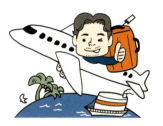

6. 大学では教えてくれない経営学

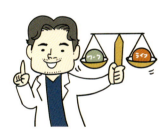

ビジネスとビジネスモデル………………………………… 66
歯科のビジネスモデルとは？（保険診療）……………… 68
歯科のビジネスモデルとは？（自費診療）……………… 70
マネジメントとはなにか？………………………………… 72
カネのマネジメント………………………………………… 74
ヒトのマネジメント………………………………………… 76
マーケティングとブランディング………………………… 78

7. 大学では教えてくれない開業準備

そもそも開業は正解か？……………………………… 80
開業において重要なポイント………………………… 82
開業までの流れ………………………………………… 84
開業に必要なチーム構成……………………………… 86
開業に必要な資金と事業計画書……………………… 88

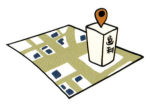

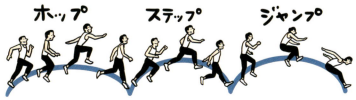

Chapter 3 リーダーシップ編

8. 歯科で指導する立場になるためのリーダーシップ

- リーダーシップがなぜ必要なのか？……………………… 92
- ○○の「自分」になるために……………………………… 94
- 若くして講師になるための条件…………………………… 96
- 講師の立場で得られるメリット…………………………… 98
- 人脈の作り方とパートナーシップの育み方……………… 100
- その分野に長けた人のプレゼンとは？…………………… 102

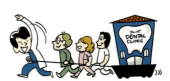

9. 学術論文・ガイドラインの読み方講座

- なぜエビデンスが必要なのか？…………………………… 104
- エビデンスレベルを理解する……………………………… 106
- 学術論文・ガイドラインの選び方………………………… 108
- 論文検索の仕方……………………………………………… 110
- 論文の読み方………………………………………………… 112
- 論文を読む際の7つの心得………………………………… 114

10. 治療計画の立案・コンサルテーション

- 患者さんの気持ちを配慮した問診………………………… 116
- 治療計画の立案のための資料採取………………………… 118
- コンサルテーションの心構え……………………………… 120
- コンサルテーションのタイミング………………………… 122
- トップダウントリートメントデザイン®の考え方 ……… 124
- コンサルテーション7つのポイント……………………… 126

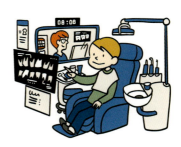

おわりに………………………………………… 128
参考文献………………………………………… 130

> ステップアップ編

1. 歯科界を生き抜くための武器

2. キャリアを効果的に積み重ねるための戦略

3. 技術の磨き方と知識の蓄え方

4. プレゼンテーションテクニック

Chapter 1

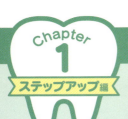

1. 歯科界を生き抜くための武器

これからどんな時代になっていくのか？
少子超高齢化・人口減少で患者さんもスタッフも獲得困難に

人口減少社会で患者さんが減っていく

「少子超高齢化」については、読者の皆さんもよくご存じかと思いますが、日本にとってそれよりも深刻なのが「人口減少」です。インド・中国・アメリカ・アフリカ諸国において、いまだ人口が増加する一方で日本は先進国の中でもいち早く人口減少が始まっている国といえるでしょう（図1）。人口減少が進むと、労働力が減少するため国内総生産（GDP）は低下し、さまざまな問題を引き起こします。私たちの歯科界においては、「患者さんの減少」「スタッフの雇用困難」「地方の無医村化」などが問題になってくるでしょう。

歯科医師も減っていく？

2020年のデータでは、歯科医師の中でももっとも人数が多い年齢層は60～64歳であり、この年代以下の男性の歯科医師数は減少傾向にあります（図2）。一方で、女性歯科医師は増加傾向にあるものの、結婚・出産などのライフイベントによる休職があります。しかし、平均寿命の延伸もありますので、しばらく歯科医師の数は横ばいとなることが予想されます。

健康観（健康に対する価値観）は高まっていく

では、国民の健康に対する価値観（以下、本書では健康観とします）はどうでしょうか？医科・歯科ともに予防に対する関心が高まり、できるだけ病気にならないように健康を気にかける人が増えていくでしょう。
したがって、予防が可能な疾病であるう蝕や歯周病は減少傾向になる可能性があります。同時に、もし病気になった場合は、質の高い医療を求めるようになると思われます。

スタッフの雇用が困難になっていく

もう一点、人口減少で重大な問題として、スタッフ雇用が困難になっていくことが挙げられます。歯科衛生士、歯科技工士の資格はもちろんですが、歯科助手や受付を雇用するのが非常に難しくなっていく可能性が高くなります。そのためには、しっかりと経営を学び、スタッフが長期にわたって働きたくなるような職場づくりを目指す必要があるでしょう。

Chapter1 ステップアップ編　1. 歯科界を生き抜くための武器

図1　2065年までの人口推計

■ 65歳以上　■ 15〜64歳　■ 0〜14歳

30年後　16.3%減
50年後　30.7%減

2015年：15,945／77,282／33,868
2045年：11,384／55,845／39,192
2065年：8,975／45,291／33,810

日本歯科医師会「2040年を見据えた歯科ビジョン」より引用・改変

図2　歯科医師数と患者数の予測

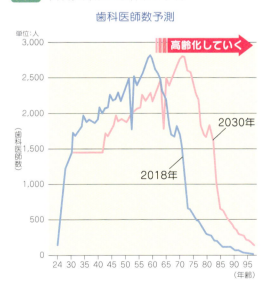

歯科医師数予測

高齢化していく

2018年　2030年

厚生労働省「平成30年（2018年）医師・歯科医師・薬剤師統計の概況」より引用・改変

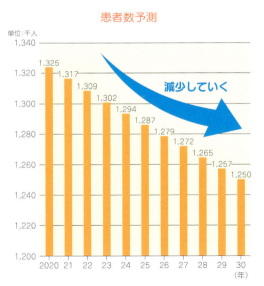

患者数予測

減少していく

2020：1,325／21：1,317／22：1,309／23：1,302／24：1,294／25：1,287／26：1,279／27：1,272／28：1,265／29：1,257／30：1,250

厚生労働省「患者調査」より引用・改変

Chapter 1 ステップアップ編

1. 歯科界を生き抜くための武器

令和の時代を生き抜くための武器とは？
経営センス＋専門性が重要

経営をほとんど教えてくれない歯科大学

　日本の歯科大学（歯学部も含む）を卒業した歯科医師の半数以上が歯科医院を開業します。しかし、一経営者になるにもかかわらず、歯科大学において経営に関する授業は皆無といっていいでしょう。歯科医師が過剰ではない昔であれば、マーケティングに注力しなくても保険・自費問わず患者さんが溢れていた時代があったかもしれません。しかし、歯科医師過剰と人口減少が重なる今の時代、経営を学ばずして生き残ることは非常に難しくなっています。人口減少により、患者さんも開業を目指す歯科医師も都市部に集中するでしょう（図3）。

　そのような状況のなかで、適切に「時代・患者さんが何を求めているか」を察知し（大局観）、自院の強みを活かした戦略（マーケティング・ブランディング）で患者さんを集め、スタッフが満足して長期で働いていける職場をつくる（ヒト・モノ・カネ）といった、「経営センス」が不可欠となります（図4）。

患者さんが専門性を求める時代に

　もし読者の皆さんが、大腸がんになったとします。近くの病院に行きますか？　ネットで大腸がんを専門とする名医を探して行きますか？　多くが前者ではなく後者を選択すると思います。歯科においても前項で述べたとおり、もし歯根破折してインプラントになったら、あるいは、昔抜髄した歯に根尖病変ができて急発したら……。患者さんは専門医を探して治療を望む時代になるのではないでしょうか？

学会も広告可能な専門医への申請を重点化

　歯科で「標榜可能な診療科」は、これまで歯科・小児歯科・矯正歯科・歯科口腔外科の4つであり、いまだにこれは変わりません。しかし、それとは別に「広告可能な専門医」があり、以下の6つの専門医が広告可能（2024年7月現在）となっています。

口腔外科専門医
歯周病専門医
小児歯科専門医
歯科麻酔専門医
歯科放射線専門医
補綴歯科専門医

　これからの時代を生き抜くためには、経営センスに加えて1〜2つの専門性を有する歯科医師が求められるようになるかもしれません。

図3 これからの歯科界の方向性

- 専門性が求められる
- AIによる診断や機器のデジタル化が進む
- 疾病の治療から予防へとシフト
- 健康意識が高まり質の高い治療を求める傾向に
- 人口減少で患者さんも減少傾向に
- より経営の知識が求められる

図4 これからの時代に必要となる経営的な視点

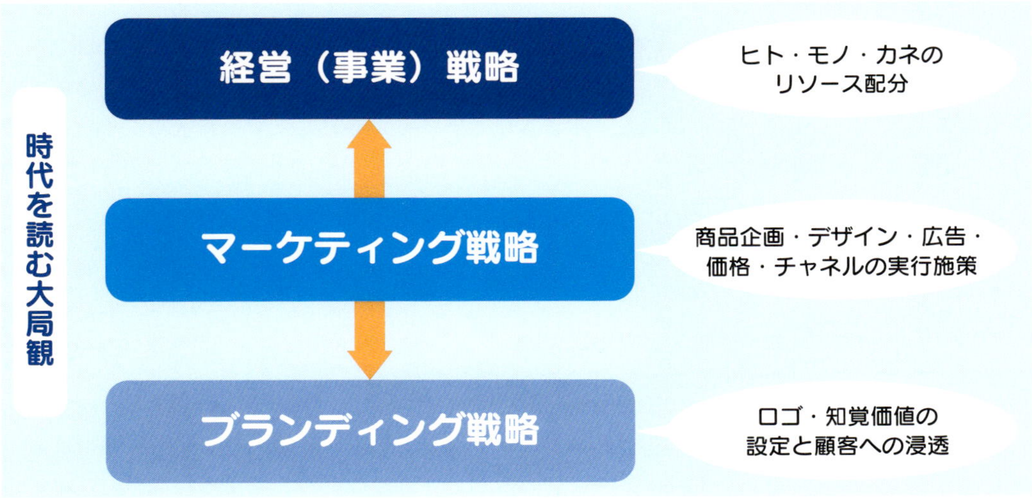

時代を読む大局観

- 経営（事業）戦略 — ヒト・モノ・カネのリソース配分
- マーケティング戦略 — 商品企画・デザイン・広告・価格・チャネルの実行施策
- ブランディング戦略 — ロゴ・知覚価値の設定と顧客への浸透

Chapter 1 ステップアップ編

▶▶▶ 1. 歯科界を生き抜くための武器

歯科医師として令和時代の生き方は？
やりたいことを見つけて戦略的な資産形成を

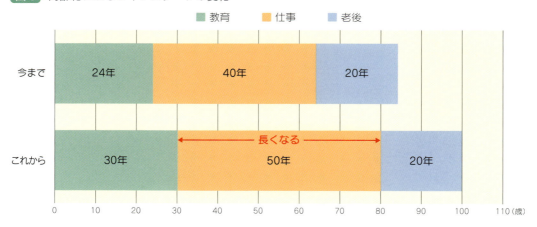

図5 高齢化によるライフステージの変化

人生100年時代のいま、働く期間が長くなる

2020年調査によると、私たち日本人の平均寿命は約84.6歳です。最近の『LIFE SHIFT（ライフ・シフト）』という本によると、2007年に生まれた子どもたちの半数は107歳まで生きる可能性があるそうです。これは「100歳まで生きることがあたりまえの時代になるかもしれない」ということを意味していて、私たちの人生の流れも変わりつつあります。以前は60歳で退職し、その後は貯金や退職金で生活するのが一般的でした。しかし、100歳まで生きると考えると、80歳まで働いたとしても、それからの20年をどう過ごすかが問題です。この長い人生をどう計画し、どんな準備をすべきか、皆さんで考える時が来ています（図5）。

長い人生を楽しく過ごす秘訣「やりたいことを明確に」

私たち歯科医師には定年がありませんが、人生が長くなるということは、働く期間も自然と長くなります。歯科医師の仕事は体を使う部分も多く、長期間続けるのは厳しいかもしれません。そこで、自分の好きなことや得意分野に集中することを考えてみてください。自分の「好き」を「専門性」に変えることができれば、報酬もアップする可能性があります。

人生100年時代といわれていますので、学ぶ時間もたっぷりあります。歯学部卒業後、すぐに就職するのではなく、大学に残って専門性を高めることも人生を豊かにする1つの方法です。そして、苦手なことややりたくないことは他の人に任せ（アウトソーシング）、自分の好きなことややりたいことに時間やお金を使うことが、長い人生を楽しく過ごす秘訣かもしれません。

何歳まで現役の歯科医師を続けるのか？

　人生100年時代とはいえ、肉体労働である歯科医師という仕事を実際に現役で働ける年齢には限界があります。年をとるにつれ、視力の低下や身体的な敏しょう性の低下などにより、歯科医師としてのパフォーマンスは確実に落ちるでしょう。したがって、引退後も安定した生活を送るための計画を立てることが不可欠です。仮に70歳で引退することを想定すると、その後の30年間の生活計画は非常に重要になります。

リタイア後の生活は経営者へ

　リタイア後に安定した収入を得る手段の1つは、みずからの歯科医院を開業し、プレイングマネジャー（歯科医師）からマネージャー（経営者）に専念することです。治療は若い先生に任せ、自分が経営に専念することで現役時代ほどではないかもしれませんが、安定した収入を得られる可能性があります。しかし、繰り返しになりますが、人口減少で患者さんも歯科医師もスタッフも減少傾向にありますから、これからは雇用がますます難しくなっていくということも念頭に入れる必要があるでしょう。

　もう1つの手段は、若いうちから資産を形成し、お金を生み出す仕組みをつくっておくことです。具体的には、貯蓄や投資などによって収入源を確保し、引退後も経済的に自立した生活を維持できるようにすることが大切です（資産運用についてはP60参照）。

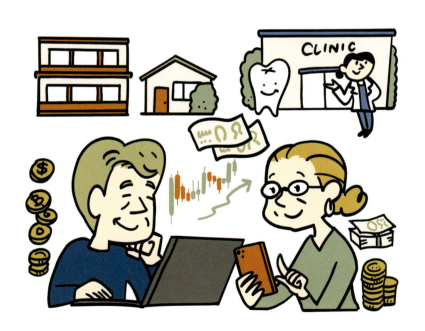

1. 歯科界を生き抜くための武器

志の見つけ方と実現方法について
自分の強みと目標をつなげて社会的意義を見出す

まずは好きなもの・得意なことを自問自答しよう

　学生時代に好きだった教科や、実習で特にすぐれた成果を出せた科目に焦点を当てるのはすばらしいアプローチです。時間は限られていますので、苦手なことを克服するために時間を費やすよりも、すでに好きなことや得意なことをさらに伸ばし、その分野で特別な価値を有する人材になることが大切です。

　自分の中で「好き」や「得意」と感じる分野を深堀りし、それをさらに伸ばすことで、他の人とは一線を画する専門性をもつことができます。このプロセスは自己認識から始まるので、自分自身に問いかけ、自分の強みや情熱が何であるかを明確にすることが第一歩です。

自分の実現したい願望を思い浮かべよう

　自分の好きなものや得意なことを明確にしたら、次は自己実現したい願望や夢を具体的に設定しましょう（図6）。大きな野望をもつことはすばらしいことですが、その夢を実現可能なものにするためには具体的な目標を立てることが大切です。

　単に「お金持ちになりたい」ではなく、「○歳までに資産○○○○万円を目指す」あるいは「○年後に○○○○万円の車に乗りたい」といった具体的な数値を設定しましょう。また、「○年後にハワイで趣味のサーフィンをしながら悠々自適に過ごす」のように、具体的なライフスタイルを描くことも有効です。こうした明確な目標があることで、取るべき行動や計画が見えてきます。

　自分の情熱を追求し、それを実現するためのステップを具体的に設定することで、夢へと一歩ずつ近づいていくことができます。まずは、自分が本当に望んでいることや心から満足できる願望を思い浮かべて、それを実現するための計画を始めてみましょう。

自分の強みで目標を達成する方法を考え抜く・相談する

　自分自身が得意なことや目標が明確になったなら、その強みを使って目標を達成する計画をしっかり練りましょう。もし成功している先輩や知人がいれば、彼らの経験から学び、アドバイスを求めてみてください。きっと、何か新しいアイデアや解決策が見つかるはずです。もし解決策が見つからない時は、自分の強みを時代に合わせて柔軟に変えていくことも大切です。

　ここでのキーポイントは、自分の強みを活かして他人の問題を解決し、それによって良い報酬を得る仕組み（これをビジネスモデルといいます）を築けるかどうかです。

　このように、自分の強みを最大限に活用し、それをビジネスモデルに組み込むことで、目標を達成すると同時に、持続可能で成功するキャリアを築くことが可能になります。また、そのビジネスモデルが持続できるということは、社会的な意義があるとみなされ、大きな社会貢献といえるでしょう。

図6 自分の強みと実現したい願望をイメージする

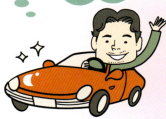

自分の実現したい願望

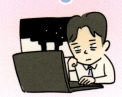

絶対にやりたくないこと

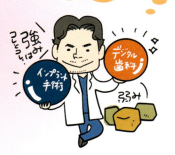

自分の強みと弱み

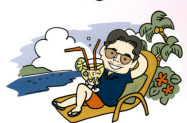

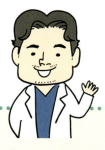

志の見つけ方
① 自分の好きなもの・得意なものを見つける
② 自分の叶えたい願望や達成したい目標を設定する
③ 強みを活かして、願望や目標を達成するビジネスモデルを考える・相談する
④ できる限り継続可能となるようビジネスモデルを時代に合わせ最適化していく
⑤ 社会貢献・社会的意義があるかを定期的に見直す

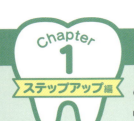

2. キャリアを効果的に積み重ねるための戦略

どんな時代でも求められる人になるためには？
賢いナイスガイ（人格者）であれ！

　どんな時代でも求められる人材になるためには、以下に述べる8つの要素が大切になります。それらをできるかぎり意識して、歯科界で活躍できる歯科医師を目指しましょう。

適応能力

　歯科医療の分野では、新しい治療法や技術がつぎつぎと登場します。これらの変化に迅速に適応する能力は非常に重要です。適応力をもつことで、新しい材料や技術を積極的に取り入れ、患者さんに最適な治療を提案・提供できるようになります。また、変化に対する柔軟性をもつことで、予期しない状況にも対応でき、診療の質を維持・向上させることができます。

コミュニケーションスキル

　効果的なコミュニケーションは、患者さんとの信頼関係を築くために不可欠です。患者さんの不安や疑問にていねいに対応し、治療内容や手順をわかりやすく説明することで、患者さんの安心感を高めることができます。また、チームメンバーや他の医療専門家と円滑にコミュニケーションを取ることで、協力体制を強化し、診療の効率を高めることができます。

批判的思考（クリティカルシンキング）

　批判的思考（クリティカルシンキング）は、患者さんの症状や治療結果を評価し、最適な治療法を選択するために必要です。情報を正確に分析し、根拠に基づいた治療計画を立てることで、より効果的な治療を提供できます。さらに、独自の視点をもつことで、新しい治療法やアプローチを考案し、診療の質を向上させることができます。

情熱とエネルギー

　歯科医療に対する情熱とエネルギーは、患者さんへのケアの質を高めるために重要です。情熱をもって診療に取り組むことで、患者さんの健康を第一に考え、最善の治療を提供しようとする姿勢が伝わります。エネルギーをもって行動することで、長時間の診療や困難な症例にも前向きに取り組むことができます。

継続的な学習（生涯学習）

歯科医療の分野では、最新の知識や技術を学び続けることが求められます。継続的に学習することで、新しい治療法や技術を習得し、診療の質を向上させることができます。学会やセミナーに参加し、最新の情報を収集することは、自己成長とキャリアアップにつながります。

協力とチームワーク

歯科医療は、歯科衛生士や歯科技工士、他の医療専門家との協力が不可欠です。チームメンバーと良好な関係を築き、協力して診療を行うことで、患者さんに最適な歯科医療を提供することができます。チームワークを重視することで、診療の効率を高め、患者さんの満足度を向上させることができます。

時間管理と自己管理

効率的な時間管理は、診療の質を維持しながら多くの患者さんに対応するために重要です。診療スケジュールを効果的に管理し、無駄な時間を減らすことで、より多くの患者さんに質の高い歯科医療を提供することができます。また自己管理のスキルは、ストレスを軽減し、仕事とプライベートのバランスを保つうえでも重要です。

倫理観と誠実さ

歯科医療従事者として高い倫理観と誠実さは、患者さんからの信頼を築くために不可欠です。正直で信頼できる行動を取ることで、患者さんは安心して治療を受けることができます。倫理的な判断を下し、責任ある行動を取ることで、長期的な成功やリーダーシップにつながります。誠実さをもって診療に取り組むことで、信頼関係が強化され、診療の質が向上します。

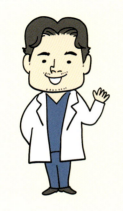

歯科界で活躍する人材になるための8つの要素

① 適応能力
② コミュニケーションスキル
③ 批判的思考（クリティカルシンキング）
④ 情熱とエネルギー
⑤ 継続的な学習（生涯学習）
⑥ 協力とチームワーク
⑦ 時間管理と自己管理
⑧ 倫理観と誠実さ

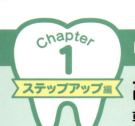

Chapter 1 ステップアップ編
▶▶▶ 2. キャリアを効果的に積み重ねるための戦略
高い技術を有する専門性は重要？
専門性がますます重視される時代に

図7 これからの歯科界で起こること

- 少子高齢化・人口減少 ▼ メインターゲットは高齢層に
- 歯科医師の減少 ▼ 参入障壁（専門性）が高い分野が残る
- 疾病の減少 ▼ う蝕・欠損の減少 やり直し治療増加
- 健康観の向上 ▼ 質の高い治療・専門医を望む傾向に

近くの病院 or 遠くの名医？

　想像してみてください。もし自分が不運にもがんに罹ってしまったら、どのような選択をしますか？　地元の診療所では対応が難しい場合は、大規模な総合病院への受診が必要になるでしょう。この時、単に自宅から近い総合病院を選びますか、それとも通える範囲内で、自分のがんの種類に精通している権威ある名医を探しますか？　医療従事者でなくとも、多くの人が質の高い専門的な治療を提供してくれる医療機関を選ぶことでしょう。この選択は、自分や家族の健康と将来に直接影響する重要な判断です。

歯科医療は治療中心型から予防管理型へ

　歯科界でも状況は同様に展開しています。予防医療の普及により、う蝕罹患率は低下していますが歯周病有病率は増加するなか、日常のメインテナンスやチェックアップは地域の歯科医院で行われることが多いです（図7）。
　しかし、複雑な欠損補綴、根管治療、または矯正歯科治療やインプラント治療のような専門的な処置が必要になった場合、患者さんはその分野で高い技術をもつ専門医を求める傾向にあります。特に根管治療、矯正歯科治療、インプラント治療はその専門性が高いため、すでに多くの患者さんが腕の良い医師を探しています。
　疾病構造の変化にともない、これまでの治療中心型から予防管理型へシフトするなかで、専

門医の役割はより重要になってきます。高度な専門知識と技術をもつ歯科医師は、特定の治療を必要とする患者さんにとって、ますます価値のある存在となるでしょう（図8）。このような環境変化は若手歯科医師にとって、自身のキャリアパスを考えるうえで重要な示唆を与えています。専門性を高め、その分野での名医を目指すことは、将来の患者さんへのより良い歯科医療を提供するためのカギとなり得ます。

専門医資格取得を目指して学びを深める

人生100年時代への突入は、教育に割く時間をこれまで以上に長く取ることが可能という大きな変化をもたらしています。もし研修医時代に自分が情熱を感じる分野を見つけることができたならば、研修終了後すぐに開業するのではなく、専門医資格を目指して大学院などでさらに学びを深める選択肢も考えてみてはどうでしょうか。理想としては、専門医として認定された後には、自費診療を中心に行う領域での活動を目指すことをお勧めします。なぜなら、大学での追加の学習には時間や費用がかかるため、その投資を回収するもっとも効果的な方法が、保険診療を超えた自費診療の提供にあると考えられるからです。

図8 著者が有する専門医の認定証

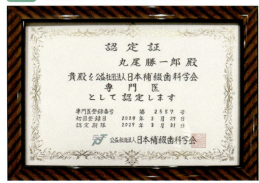
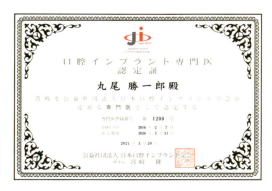

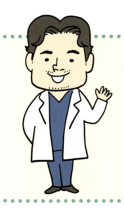

自分ががんになったら？

自分ががんになったことを想像してみてください。家の近くの病院ではなく、自分が行ける範囲で、そのがんの名医を探しますよね？ 同様に歯が欠損したら、近くにある歯科医院ではなく、大学病院や専門医を探す患者さんが増加することは想像にかたくありません。

Chapter 1 ステップアップ編

▶▶▶ 2. キャリアを効果的に積み重ねるための戦略

どの専門分野を選択すべきか？
時代の流れと自分の"好き"を組み合わせよう

図9　歯科で残る領域と消える領域

減っていく領域	残る or 増えていく領域
う蝕	高齢者歯科・訪問診療
歯周病	矯正歯科
欠損補綴	口腔外科
小児歯科	インプラント
	審美修復
	根管治療のやり直し

これから歯科領域で起こること

　少子高齢化と人口減少の進行、加えて患者さんの健康意識の向上と予防医療の普及により、歯周病やう蝕といった生活習慣に起因する疾患の発生率は、今後減少していくことが予測されます（図9）。このような変化のなかで、過去の保険治療の再治療が必要になるケースが増える可能性があります。同時に、患者さんはより高品質な治療と専門性を求める傾向が強まり、自費診療を選択する人が増加すると考えられます。

　このような動向は、歯科医師にとって重要な意味をもちます。広範囲にわたる歯科治療を中等度のレベルで提供する歯科医師よりも、特定の分野において専門性をもち、最新の医療機器を活用して高度な治療を提供できる歯科医師への需要が高まると予想されます。この傾向は、歯科医師にとって専門分野をもち、その技術と知識をつねに更新し続けることの重要性を示しています。また、自費診療に興味・関心をもつ患者さんが増えることで、歯科医院の経営戦略にも変化が求められるでしょう。質の高い専門的な治療を求める患者さんのニーズに応えることが、これからの歯科医療の発展と歯科医師の専門性のさらなる向上につながるといえます。

自分の好きな分野が見つかったら

　若手歯科医師の皆さん、研修医時代に「これが私のやりたいことだ！」と感じる分野を見つけたら、その興味を深く掘り下げる絶好のチャンスかもしれません。研修期間中に見つかったその分野に対する情熱を、さらに大学で追求する選択をお勧めします。

　また大学に残ることで、好きな分野について臨床だけでなく学術的な側面からも深い理解を得ることができます。これは、今後のキャリアにとって非常に貴重な機会となるでしょう。

　さらに、専門医資格の取得だけでなく、大学院に進学すれば博士号取得も目指せます。これ

は、あなたのキャリアにとって一石二鳥の利点となり得ます。もし将来、自身の歯科医院を開業する計画があるなら、集患には専門医資格が特に有効かもしれません。一方で、将来海外での経験を考えている場合は、博士号をもっている方が留学や海外での仕事を見つけやすくなる可能性があります。

これらの選択肢を考える際には、じっくりと時間をかけて、自分の将来について考えてみることが大切です。自分が何を求め、どのような歯科医師になりたいのか、その目標に向けて最適な道を選択してください。

自分の好きな分野が見つからなかったら

研修医の期間を経て、特に興味を惹かれる分野を見つけられなかった場合でも心配はいりません。自分の将来像を明確に描き、そこから逆算してキャリアパスを考える方法があります。具体的なステップとして、「絶対にやりたくない」と感じる領域を2～3つ選び、それらに×印をつけてみましょう。この選択をつうじて、自分にとって受け入れがたい選択肢を取り除くことができます。

その後、残された選択肢の中から、将来に向けてもっとも開かれた可能性をもつ進路を選んでみるのが賢明です。たとえば、開業医や勤務医としての生活が想像できない場合は、大学院での研究や学問的なキャリアに興味をもつかもしれません。この選択肢では、さまざまな専門分野を探求する余地をもちつつ、将来的には医療界や学術界での影響力を高めることも可能です。

一方で、「絶対に研究者や大学教員にはなりたくない」と感じるなら、勤務医としてのキャリアをスタートすることで、臨床経験を積みながら自分に合った分野が見つかるかもしれません。勤務医として働きながらも、研修やセミナーをつうじて新しい分野にふれ、将来の可能性を広げていくことができます。

重要なのは、自分にとって最適な道を模索し続けることです。1つの選択肢に固執するのではなく、さまざまな経験を積みながら自分自身のキャリアパスを形成していく柔軟性をもつことが、充実した歯科医師人生を送るためのカギとなります。

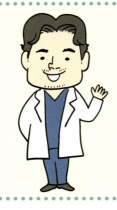

苦手を克服するのはヤメよう！

学生時代に〇〇が苦手だったから、大学の〇〇科に残ろうという人がたまにいます。しかし、20代の貴重な時期に苦手なものを克服するのに時間を費やすよりも、得意を伸ばした方が圧倒的に合理的です。これから、すべての領域を1人の歯科医師がカバーするという時代ではなく、専門性をもった複数の歯科医師が1人の患者さんにベストな治療を提供するインターディシプリナリーアプローチが一般的になっていくでしょう。

Chapter 1 ステップアップ編

▶▶▶ 2. キャリアを効果的に積み重ねるための戦略

海外留学はすべきか？
短期でもOK、海外から見た日本を体験すべき

図10 ITIワールドシンポジウム2024でのメンターとの再会。
白枠内はハーバード大学留学時代の著者（左）とメンターのGallucci教授（右）

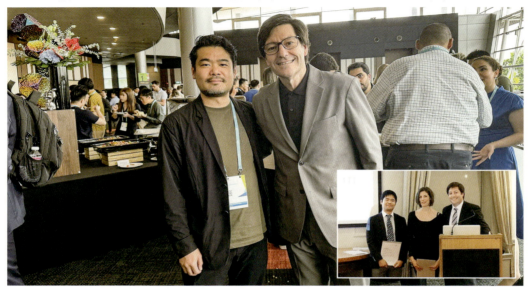

キャリアだけでなく診療においても大きな武器となる語学力（英語）

　インターネットの普及により、今日では世界中の人々と容易につながることができるようになりました。このグローバル化が進むなかで、特に英語（語学）の重要性はますます高まっています。日本では、伝統的に英語学習が挑戦的なものと捉えられがちですが、これからは英語を話せる能力がさらに重要になってくるでしょう。

　観光業界だけでなく、医療業界においても国際化の波は押し寄せています。来日する旅行者の数が年々増加しており、その中には歯科治療を求める外国人の患者さんも含まれるかもしれません。このような状況下では、英語を流暢に話す能力は、歯科医師にとって大きなアドバンテージとなり得ます。外国人の患者さんとのコミュニケーションを円滑に行うことができるだけでなく、国際的な医療情報へのアクセスも容易になります。

　そのため、留学を含む英語環境での経験は、歯科医師にとって貴重な機会となり得ます。留学は言語能力を向上させるだけでなく、異文化を理解し、国際的な視野を広げることができる絶好のチャンスです。異国での生活を通じて、英語のスキルを自然に磨き上げることができるだけでなく、世界中の同僚や専門家とつながる扉も開くことでしょう。

　英語力は今後のキャリアだけでなく、日々の診療においても大きな強みとなります。グローバルな視点をもつ歯科医師として、より広い範囲で活躍するためにも、英語習得に向けた留学を含むさまざまな経験を積むことをお勧めします。

海外の大学院で専門医を取得する

早い段階で自分の興味深い専門分野を見つけた場合、海外の大学院への留学も有力な選択肢の1つとなります。著者が経験した米国の歯科大学院プログラムは、日本の大学院の4年制に対して1〜3年制が多く、より臨床経験に重点を置いたカリキュラムで構成されています。このため、体系的な臨床スキルの習得を目指し、同時に英語能力の向上を求める方には特に推奨されます。

ただし、海外の大学院への進学には、いくつかの挑戦がともないます。まず、入学条件として一定レベルの英語力が要求されることが一般的です（TOEFLの一定のスコアなど）。また、学費や生活費が高額であることが大きな障壁になる可能性があります。日本においては、学費のための銀行ローンが一般的ではないため、家族からの経済的支援が必要不可欠となるケースが多いです。

著者の米国での留学経験は、臨床スキルだけでなく国際的な視野が広がり、グローバルなネットワークを築く機会を得ることができました（図10）。留学を成功させるためには、十分な英語力の確保と経済的計画の両方が重要となります。留学前の準備期間を利用して、英語力の向上に努めるとともに、奨学金や学費支援プログラムなど、利用可能な資金調達の選択肢を探ることが推奨されます。

将来的に国際的な舞台で活躍したいと考える歯科医師にとって、海外の大学院留学は、その夢を実現するための重要なステップとなるかもしれません。

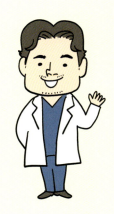

海外の大学院への留学に必要な要素

① 英語スキル：一般的にTOEFL iBTのスコアが95以上
② 留学費用：著者の時代（2012年頃）で米国・ボストンでの年間の生活費は授業料と合わせて約1,000万円といわれていました。現在は円安なので、さらに費用がかかることが予想されます。
③ タフな精神力：異国の地で、1人で暮らすことは精神的にも強靭である必要があります。言語の壁や、地域によってはアジア人への差別もあるかもしれません。それなりの覚悟をもって臨みましょう。

Chapter 1 ステップアップ編

▶▶▶ 2. キャリアを効果的に積み重ねるための戦略

開業するタイミング
自分についてきてくれる患者さんができたら

「最終的には開業して、自分の城を持ちたい！」という気持ちをもっている読者も多くいると思います。しかし、どのようなタイミングで開業を決意すれば良いのでしょうか？　開業医と勤務医では、求められる技術量や緊急時の対応力などが異なります。加えて、経営やお金に関する知識、組織を引っ張るリーダーシップなど、人間力も求められます。

本稿では、卒業してから開業するまでのステップ（ロードマップ）を示しましたので、ぜひ参考にしていただければと思います（図11）。

図11　開業するまでのロードマップ

高頻度治療をできるようになる
勤務医　第Ⅰ期

- ◆手を動かす医院
- ◆見て学ぶ医院
- ◆開業するときの理想となる医院
- ◆自分に投資（ルーペなど）
- ◆ガイドラインで知識を蓄える ▶ データベース

専門性に目覚める・できることを広げる
勤務医　第Ⅱ期

- ◆専門性を見つける
- ◆1〜2医院で治療オプション（引き出し）を増やす
- ◆アウトプットできるケースを増やす
- ◆自分にさらに投資（カメラなど）
- ◆症例写真を撮る余裕ができる ▶ 症例プレゼン
- ◆論文を少しずつ読んでみる

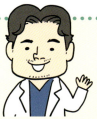

開業するためのポイント！

① 早ければ良いというわけではない。若くて中途半端だとかえって苦労することも
② 自己資金が500〜1,000万円程度貯まったら
③ ほぼすべての分野の治療で70〜80点取れるようになり、その中に90点取れるような強みがあればベター
④ 物件探しは毎日する（物件が見つかってから開業まで最低でも半年はかかる）
⑤ 開業準備は想像以上にたいへん。心にも時間にも余裕ができたら
⑥ 人が付いてきてくれるリーダーシップを身につけてから

専門性を伸ばす・自費診療を自分で取れるようになる
勤務医　第Ⅲ期

◆専門性の初級クリア
◆自費率30％越えを目指す
◆自分を信頼して通ってくれる患者さんが増える
◆全顎治療のケースをいくつか仕上げる ▶ テーマに準じた症例発表
◆論文を日常的に読む習慣

治療以外についても余裕ができる・開業準備
勤務医　第Ⅳ期

◆自分の強みとなるものを確立
◆自分のファン患者さんの獲得
◆後輩に教える立場になる
◆テーマについて発表できる
◆自分の分野において、最新のエビデンスをアップデート

Chapter 1 ステップアップ編

▶▶▶ 3. 技術の磨き方と知識の蓄え方

技術を磨くために重要なこと
知識を蓄え、上手い人を真似し、練習する

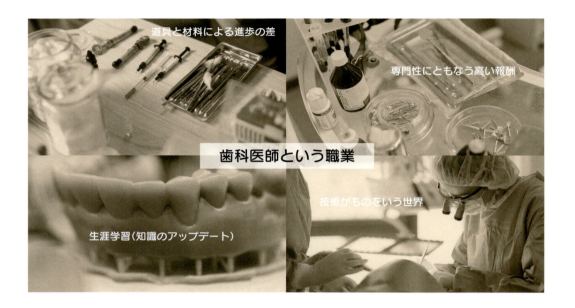

道具と材料による進歩の差 / 専門性にともなう高い報酬 / 歯科医師という職業 / 生涯学習（知識のアップデート） / 技術がものをいう世界

技術を磨くための7つのステップ

技術を磨くためには、系統立ったステップをふむことが重要です。以下にご紹介する7つのステップは、歯科医師として高い技術を身につけるためのロードマップです。

①治療に対する深い知識（原理・原則）をもつ
　あらゆる治療技術の背後にある科学的な原理と原則を深く理解すること。これが、適切な治療法を選択し、その効果を最大化する基礎となります。

②基礎を身につける（姿勢・持ち方・道具の使い方）
　正しい姿勢や道具の持ち方、使い方を習得することは、効率的で正確な治療を行うための基本です。これらの基礎技術が、長時間の治療でも疲れにくい体の使い方を可能にします。

③良い手本を見て、脳に焼き付ける
　すぐれた技術をもつ先輩や教師の治療を観察し、その動作を脳に記憶させること。視覚的な学習は技術習得において非常に有効です。

④良い手本と同じ結果になるようにひたすら反復練習
　良い手本と同じ技術や結果を出せるよう、反復練習を行うこと。繰り返し行うことで、体が自然と正しい動作を覚えることができます。

⑤精度を上げる
　技術の正確性を徐々に高めていくこと。小さな誤差も見逃さず、つねにより高いレベルを目指します。

⑥スピードを上げる

　精度を維持しつつ、治療のスピードを上げること。効率的な治療は患者さんの負担を減らし、より多くの患者さんを救うことにつながります。

⑦より良い道具を使う（投資する）

　高品質の道具への投資は、治療の質をさらに向上させます。最新の技術や道具を取り入れることで、より良い治療結果を出すことが可能になります（図12）。

　これらのステップを実践することで、歯科医師としての技術を着実に向上させ、患者さんにとって最高の治療を提供することができるようになります。

図12　若いうちに自分に投資したいツールの例（著者所有）

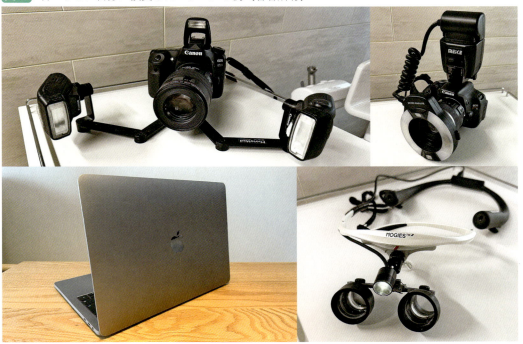

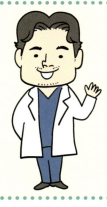

歯科技術を磨くための7つのステップ

① 治療に対する深い知識（原理・原則）をもつ
② 基礎を身につける（姿勢・持ち方・道具の使い方）
③ 良い手本を見て、脳に焼き付ける
④ 良い手本と同じ結果になるようにひたすら反復練習
⑤ 精度を上げる
⑥ スピードを上げる
⑦ より良い道具を使う（投資する）

3. 技術の磨き方と知識の蓄え方

ボクノートのススメ
自分で課題を見つけ、解決しながら成長していこう

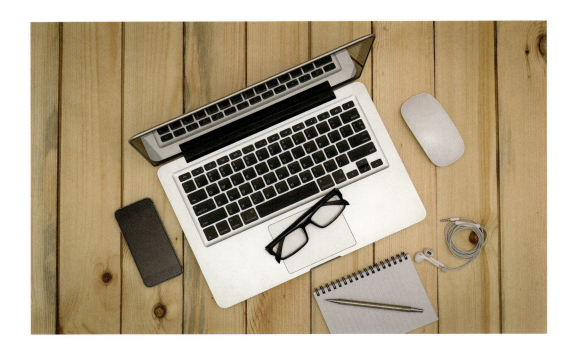

まずはデジタルでメモを取ろう

　多くの人が手書きでメモを取ることはありますが、後で見返す際に字が汚くて読みづらくなったり、重要な情報がどこに書かれているかわからなくなったりすることがあります。そこで、デジタルを活用してメモを取ることをお勧めします。

　著者である私はiPhoneのメモアプリを活用しています。iPhoneをつねに持ち歩いているので、別途メモ帳やペンを持ち歩く必要がありません。また、メモした内容はMacbookやiPadとも同期されるため、後で編集することも可能です。さらに、検索機能があるので、どこに何を書いたか迷うこともありません。

　講習会などでのメモも、ノートやプリントに書き写すのではなく、スライドの写真を撮ってメモアプリでまとめるようにしています。デジタルデータであれば、後でプレゼン資料を作成する際にもコピペできるので、作業がとても楽になります。

課題を見つけて解決する癖をつけよう

　若手の歯科医師は、歯科に関する処置はまだまだできないことが多いかもしれません。しかし、自分のスキルを向上させるためには、課題を見つけて解決していく過程が重要です。

　最初から完璧な解決策を見つけるのは難しいかもしれませんが、何か処置を行った際に、

「もっと効率的にできる方法はないか」「もっと良い方法があるはずだ」といった課題意識をもつことが大切です。これによって、みずからの成長を促すことができます。

課題をクリアするためには、まずは自分の頭で考え、解決策を見つける努力が必要です。その過程で、新しい技術や手法を学び、自分の技術を向上させることができます。そうすることで、できることがどんどん増えていくでしょう。

ボクノートの活用

そこで「ボクノート」を活用することを提案します。自分の課題を見つけて解決していくプロセスをサポートしてみてはいかがでしょうか？

下写真のように、携帯のメモアプリを使って、その日に行った歯科処置でスムーズに行えなかった箇所について、日記のように詳細に記録していきます。その際には、反省点や課題を具体的に抽出してください。

次に、図書館で情報を調べたり、先輩の先生にアドバイスを求めたり、自分で練習したりすることで、課題解決に向けて具体的な行動を取ることが重要です。

このような積極的なアプローチは、自己成長を促進し、よりすぐれた歯科医師としての能力を築くうえで役立ちます。自己改善のプロセスをサポートする「ボクノート」の活用は、若手歯科医師にとって有益な方法の1つとなるでしょう。

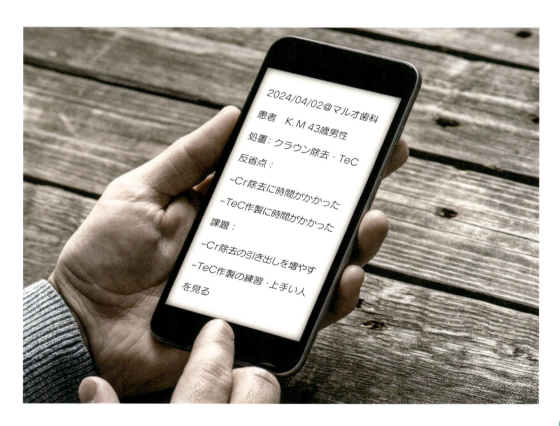

Chapter 1 ステップアップ編

▶▶▶ 3. 技術の磨き方と知識の蓄え方

正しい知識の習得の仕方
原理・原則を学んでから臨床に応用しよう

図13 著者がこれまで学んだ主な書籍と雑誌

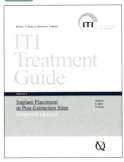
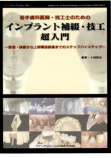
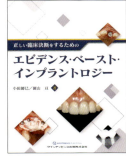
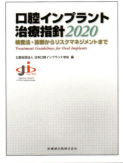
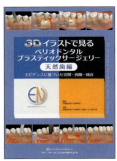
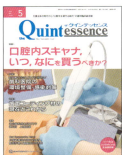
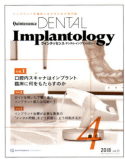
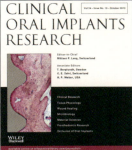

原理・原則から学ぶことの重要性

　歯科医療の進歩は、材料や医療機器の進歩といっても過言ではありません。歯科材料や医療機器は日進月歩で進化していますので、私たちはつねにその情報についてアップデートしていき、患者さんに最新かつ最良の治療を選択する必要があります。

　また、新しい材料や技術が本当に有効なのかを、見極める力も必要です。たとえば、インプラント治療で使用する骨補填材にはさまざまな種類があり、形状や大きさもバラバラです。では、たくさんある骨補填材からどの場面でどの材料を使用すれば良いのかを考える時に、その材料の特性と生物学的な原理を知っていることが重要です。材料の吸収が早いのか遅いのか、あるいは骨造成を行う部位は骨に囲まれているのかそうでないのかなど、そういったことを考えれば、おのずと選択肢は絞られてきます。

　このように、ただ1つの材料についてメーカーや業者の営業トークを鵜呑みにするのではなく、原理・原則を知り、自分の頭で考えるための知識をつけておきましょう。

基礎的な知識、学生時代の教科書を読み直そう

歯科医師として原理・原則を理解するために、もっとも効果的な方法は、基本的な教科書を再度読むことです。私たちはすでに学生時代に解剖学や生理学、材料学などの基礎的な学問を学んでいます。自分の関心や専門分野に関連する部分だけに焦点を当て、基礎的な教科書を再度読み返してみましょう（図13）。これにより、歯科医療の基本的な原則や技術をより深く理解することができ、臨床への応用力を高めることができます。

臨床的な知識、最新の教科書・論文・ガイドラインで

臨床的な知識を得るためには、できるだけ最新の教科書や書籍を読むように心がけましょう。繰り返しになりますが、歯科の技術・材料は日進月歩で進化しています。最先端の治療を行うためには、古い教科書よりも2〜3年以内に出版された新しい書籍をお勧めします。

書籍には、その著者が何年もかけて蓄積した知識や技術が惜しみなく書かれています。その何年もかけた経験や技術・コツを数万円で買えるとしたら、非常にコストパフォーマンスが良いと思いませんか？　しかも、自分が好きな時間に学ぶことができます。ぜひ、若い頃は自分への投資だと思って、積極的に書籍を購入することを強く推奨します。

また、各学会などが発行している診療ガイドラインもお勧めです。ガイドラインはその分野の専門医が最新のエビデンスをまとめて、治療の有効性などを示してくれていますので、科学的なバックグラウンドに基づいたことが書かれています。ぜひ、ひととおり目を通してみてください。

自分の好きな分野の英語論文も読んでみよう

診療ガイドラインの元となっているのは、基本的に英語で書かれた論文です。これは、学会に所属したり、論文を掲載している雑誌（ジャーナル）を購読すると読めます。有料ですが、大学の図書館などでは閲覧可能です。ぜひ少しでも英語を勉強して、最新の情報を定期的にアップデートしてみましょう。

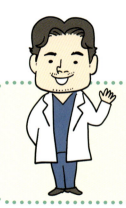

自分の頭で考える癖をつけよう！

生物・生理・材料学などの原理・原則を学び直すことで、自分の頭で考える力が身に付き、新しい材料が出ても論理的な思考で有効かどうかの判断ができるようになります。

Chapter 1 ステップアップ編

▶▶▶ 3. 技術の磨き方と知識の蓄え方
複数の歯科医院で働くことの意味
自分のスタイル・性格に合う歯科医院を見つけよう

図14 手を動かす歯科医院と見て学ぶ歯科医院

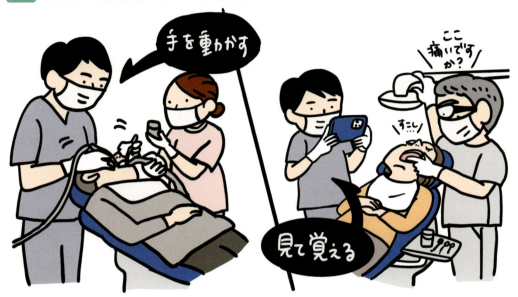

開業予定ならば、最初は複数の歯科医院で働いてみよう

　歯科医院は、数の面ではコンビニ以上に存在するとよくいわれます。しかし、コンビニと同様にどこでも同じサービスが提供されているわけではありません。その内実は、さまざまな要因によって異なります。もちろん、院長の経営方針が大きな違いを生む要因ですが、それだけではありません。地域性も患者層に大きな影響を与えます。また、院長個人の特性も大きな役割を果たします。たとえば臨床技術、経営手腕、営業力など、それぞれに長けている院長はいます。複数の歯科医院で働くことで各歯科医院の強みを見極め、院長が得意とする分野を効果的に活用することが重要です。

実は最初に勤務する歯科医院が大事

　臨床研修を終えた歯科医師は、技術力の向上を目指すなかで、勤務先に多くの患者さんを診療する「手を動かす医院」を選ぶ傾向があります。たしかに、多くの患者さんを診ることで診療スピードを向上させることも重要です。あるいは、長い学生生活の間に経験した反動から、給料の高い歯科医院を選択することもあります。

　しかし、診療を効率化するために本来行うべき手順を省略してしまう歯科医院も少なくありません。いわば、「三つ子の魂百まで」というとおり、最初に勤める歯科医院が掲げる方針は、

「手を動かす歯科医院」と「見て学ぶ歯科医院」

　著者がお勧めするのは、以下の2つのタイプの歯科医院で働くことです（図14）。1つ目は、「手を動かす歯科医院」です。ここでは、診療技術やスピードを向上させることを主眼とした勤務です。2つ目は、「見て学ぶ歯科医院」です。ここでは自身の技術向上よりも、上手な先生方の技術やコミュニケーションを見て学ぶことが目的です。

　見て学ぶ歯科医院では、新卒の歯科医師が患者さんを担当することは難しいかもしれませんし、給与もそれほど高くないかもしれません。しかし、多少低い給与であっても、すぐれた先生方の治療を見て学ぶという経験は、金銭以上の価値があります。

　「見て学ぶ歯科医院」で学んだ知識や技術を「手を動かす歯科医院」で実践する。こうした好循環が、より成長を促すことにつながるのではないでしょうか。

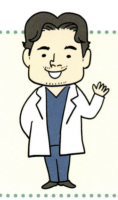

自分の気持ちと相談しよう！

歯科は医療であると同時に、ビジネスでもあります。したがって、ひとえに歯科医院といっても、医院によってビジネスモデルはさまざまです。保険主体や自費主体、専門性の高さなど、取り扱う医療機器や材料も異なりますので、自分が何をしたいのか、自問自答を繰り返し、自分にマッチした歯科医院を見つけましょう。

Chapter 1 ステップアップ編

▶▶▶ 3. 技術の磨き方と知識の蓄え方

セミナーや講習会は参加したほうがよい？
人脈形成の貴重な場として活用しよう

図15　講演では最新の情報でかつ再現性の高い技術を紹介するように心がける

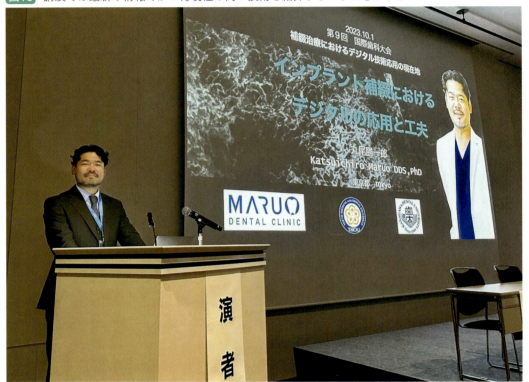

セミナーや講習会の意義とは

　技術の磨き方と知識の蓄え方のパートで、講習会やセミナーに関する内容が出てこなくてあれ？　と思った読者もいるかもしれません。
　なぜなら、知識や技術もままならない状態や、臨床経験が浅い状態で、いきなり高額のセミナーに参加しても、学んだ気持ちにはなるものの、実際の臨床で活かせることは少なく、かえって無駄な投資になりかねないからです。
　また、企業やスタディグループのセミナーや講習会は、純粋な科学的事実を追求する論文などとは異なり、主催者の営利目的や、メーカーの販売促進的な場合も少なくありません。あるいはグループによっては偏った方針があるかもしれません。
　ですので、受講者側もある程度理論武装をしてから参加しなければ、そのセミナーの真贋を見極めることができず、むしろ誤った知識を教え込まれてしまう可能性すらあるのです。
　したがって、まずはしっかりと教科書や論文、ガイドラインなどに目を通して、批判的な論理思考をもって参加することが重要です。

セミナーの醍醐味は相互性と実習

　とはいえ、セミナーや講習会を否定しているわけではありません。著者自身も多くのセミナーや講習会で講師を務めていますが、できるだけ最新の情報でかつ再現性の高い技術の紹介をするように心がけています（図15）。しかし、自分の中ではスライドにしてしっかり説明したつもりであっても、受講者の方から細かいポイントについて質問をいただくことが多々あります。これこそが、セミナーの醍醐味の1つといえるのではないでしょうか？　書籍や論文にはない、この相互性（インタラクティブ）というものがセミナーを受けるいちばんのメリットといえます。

　そこで、せっかくセミナーや講習会に参加したら、講師の先生にどんどん質問をするようにしましょう。もし、その講師の先生がすでに書籍を出していたら、その本を読み込み、実際に自分でやってみて、うまくいかなかったことをセミナーで直接質問してみるのです。そうすると、書籍には載っていないポイントやコツを教えてくれるかもしれません。加えて、その講師の先生と名刺交換などを行うことで、継続的な接点がもてるチャンスになるかもしれません。

　また、実習が付いているセミナーも非常にメリットが大きいと思います。実習では、実際に患者さんを扱う際のポイントや細かいテクニックも教えてもらえることが多く、書籍や論文では味わえない醍醐味といえるでしょう。

学ぶ仲間を見つけるチャンス

　教科書や論文を読んで学ぶことは、知識を蓄えるうえで重要ですが、自分のモチベーションに依存します。1人で毎日勉強を継続することはそう簡単ではありませんが、セミナーでは同年代で学ぶ仲間を見つける機会にもなります。近くに座っている同年代の先生がいたら、積極的に声をかけてみましょう。歯科界は非常に狭いので、1人くらいは共通の友人がすぐ見つかります。当院の勤務医は、院長である私の名前を最大限活用して人脈を広げています（笑）。一緒に学ぶ仲間ができることは、歯科医師人生にとっても非常に重要です。

　ぜひ、セミナーに行く際は、講師だけではなく参加者とも仲良くなる！そんな意気込みで参加してみてはいかがでしょうか。

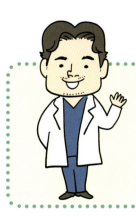

セミナーには名刺を忘れずに！

セミナーの参加目的の半分は人脈形成です。参加するときは必ず名刺を忘れないようにしましょう。名刺入れを忘れたときのために、普段から財布の中に名刺を5枚ほど入れておくと良いでしょう。万が一、名刺を忘れてしまった際は後から郵送しましょう。

Chapter 1 ステップアップ編

▶▶▶ 4. プレゼンテーションテクニック

アウトプットすることの重要性
キャリア形成のうえで不可欠なスキルを身につけよう

図16 ラーニングピラミッド

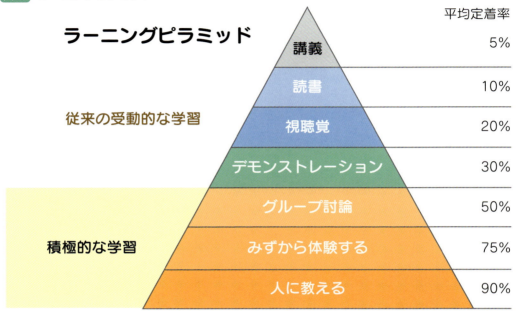

U.S. National Training Laboratories より引用・改変

最大の学習効率化は「アウトプット」

　セミナーや読書から得た知識の定着率は、一般的に5～10％と低く見積もられています（図16）。このような受動的な学習方法は、情報の維持に効果が限られているとされます。しかし、積極的な学習手法、たとえば他人に知識を教えたり、実際に体験をつうじて学んだりすることは、知識の定着を大きく促進します。学んだ内容をアウトプットし、理解を深める1つの方法として、前述のとおりプレゼンテーションソフトを使用して整理し、まとめることが有効です。これを実践することで、将来的に症例発表などに利用可能な資源をつくり上げることができます。特に、症例写真と結びつけて行うプレゼンテーションは、知識の深化だけでなく、発表すること自体が定着率を向上させる効果があります。

歯科医師にとって症例写真は財産

　若手の歯科医師の皆さんにお伝えしたいこととして、日常の診療の際には臨床写真を積極的に撮影し、蓄積していくことをお勧めします。患者さんの診療過程を詳細に記録することは、将来の診療技術の向上に非常に役立ちます。1つの症例が完治に至った際は、その過程についてプレゼンテーションソフトを使用して整理し、振り返る機会をもつことを強く推奨します。

初めての治療では、不十分な写真や期待どおりに進まなかった症例もあるかもしれませんが、それらもまた学びの一部です。みずから施した治療の成果を振り返り、詳細な写真をつうじて検証することは、医療技術の精緻化につながります。ときには治療が思いどおりに進まないこともありますが、そのような時でも資料採取を続けることが重要です。成功例だけでなく、困難だった症例や失敗した症例からも多くを学び取ることができます。撮影した臨床写真は、自身の経験値としてのみならず、他者との知見の共有や研究の素材としても価値があります。写真を多く撮ることで、撮影技術も自然と向上し、より質の高い記録が得られるようになります。この貴重な実践をつうじて医療技術だけでなく、患者さんへの説明能力や研究発表のスキルも高めていきましょう。

プレゼンテーションは芸人でいう漫才

歯科でのプレゼンテーションは、芸人にとっての漫才やネタに相当します（図17）。将来、セミナーや講演、執筆といった活動をつうじて他の歯科医師に知識を伝えたいと考えている方は、プレゼンテーションスキルを磨くことを強く推奨します。聴衆の前でみずからのプレゼンテーションを披露することによって評価を得て、次の機会につながる可能性があります。

著者自身、プレゼンテーションをきっかけにハーバード大学での留学機会を得ました。帰国後、デジタルをテーマにした症例発表を数多く行い、最初は軽い冗談交じりで"デジタルの丸尾"とよばれていましたが、今では多くの人から「デジタルの丸尾先生」と敬称を付けてよばれるようになりました。

公の場で自分の考えや成果を積極的に発信することは、新たなチャンスを引き寄せる大切なステップになります。特に若手の先生方には、そのような機会を積極的に探し、チャレンジしていただきたいと思います。

図17 歯科の出世はお笑い芸人と同じ

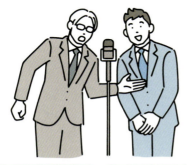

① 小劇場でネタ披露
② M1などのコンテストでネタを磨く
③ コンテストで優勝、ゲスト出演やコント番組
④ レギュラー番組出演
⑤ 冠番組で司会
⑥ 若手芸人を育成・評価する側

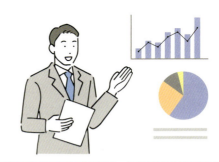

① 症例や学会で発表（10〜20分）
② あるテーマの発表（20〜30分）
③ 得意分野の講演（60〜90分、雑誌若手枠）
④ 1つの領域についての講演（120〜180分、雑誌特集）
⑤ 1つの治療について講義＋実習（雑誌連載）
⑥ 複数領域について講義（半日〜1日、共著者）
⑦ 学会などの座長・理事（単著）

Chapter 1 ステップアップ編
▶▶▶ 4. プレゼンテーションテクニック
セルフイメージを知ることの重要性
自分と他人から見たイメージを一致させよう

図18 自己分析の手法の1つ「ジョハリの窓」

		自分目線	
		知っている	気づいていない
他人目線	知っている	**開放の窓** 自分も他人も 知っている自己	**盲点の窓** 自分は気づいていないが 他人は知っている自己
	気づいていない	**秘密の窓** 自分は知っているものの 他人に気づいていない自己	**未知の窓** 誰からも知られていない自己

自己イメージと他者イメージの調和

　若手の歯科医師が人前で話す際に注意すべき点は、自身が目指す「セルフイメージ」と他人が認識する「自分のイメージ」が一致しているかどうかです（図18）。プレゼンテーションでは、普段の優しい人柄を維持しつつ、自信をもって話すことが重要です。

　たとえば、普段は親しみやすい先生も、プレゼン時に不遜な口調になったり、ポケットに手を入れてリラックスしすぎる姿勢を取ったりすることがあります。このようなギャップは聴衆に違和感を与え、話の内容よりもその印象に気を取られてしまい、本来伝えたいメッセージが届かないこともあるので、プレゼンテーションでは、次の3点を意識してみましょう。

①**言葉づかいとトーンの一貫性**：普段の優しさや尊重の態度を、公の場でも保持します。
②**態度とジェスチャーの適切な使用**：リラックスした態度は良いですが、過度にカジュアルになりすぎないよう注意しましょう。
③**自己認識と自己調整**：自分がどのように見られているかを意識し、適宜調整を行うことが大切です。

　これらを心がけることで、聴衆との信頼関係を築き、プレゼンテーションの効果を高めることができます。

自己理解を深めるためのステップ

歯科医師としてのキャリアをスタートさせたばかりの皆さんにとって、自分自身がどのように周囲から見られているかを知ることは、自信をもって臨床に臨むために非常に重要です。この自己理解を深める最良の方法は、信頼できる友人や家族に直接意見を求めることです。身近な人々でも、自分のセルフイメージとは異なる視点をもっていることがよくあります。

たとえば、あなたが得意とする処置や患者さんとのコミュニケーションが、自分にとってはあたりまえのことかもしれませんが、それが実は特別な才能であることに気づいていない場合があります。他人は、あなたが簡単にこなす技術や接遇を見て、専門的な才能や卓越した対人スキルと評価している可能性があります。

このように、自分の真の強みや可能性は、思いがけず他人の目から明らかになることが多いです。だからこそ、信頼できる人たちにフィードバックを求め、自分の未知の才能を発掘することが若手歯科医師としてさらなる成長へのカギとなります。ぜひ自己認識を深め、それを自分の臨床技術や対人関係に生かしましょう。

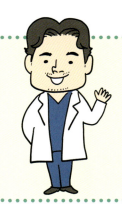

盲点の窓に気づくためには身近な人に聞いてみよう！

自分が気づいていない良い部分や良くない部分は、身近な親・兄弟・親友・恋人などに聞いてみると良いでしょう。自分があたりまえだと思っていることが、実は他人から見るととても良かったり逆に残念な部分だったりすることがあるかもしれません。

4. プレゼンテーションテクニック

プレゼンテーションの意義
聴衆に役立つ情報を提供しよう

図19 学術プレゼンテーションの意義

学術プレゼンの意義

あなたのプレゼンには

役に立つ・得する情報がありますか？

聴衆の**行動変容**を起こさせますか？

知的好奇心を煽りますか？

学術プレゼンテーションの種類と目的

　学術プレゼンテーションはその種類に応じて、目的や対象層、制約される時間が異なります。これを理解し適切に対応することが、効果的なプレゼンテーションを行うカギとなります。

① 学会での研究成果発表・症例報告：通常、新しい研究成果や特異な症例を専門家の間で共有する場です。ここでの目的は、学術的な議論を促進し、知識の拡大に寄与することです。

② スタディグループでの症例発表：よりカジュアルな環境で行われ、実践的な学びや意見交換が主目的です。プレゼンターは具体的な症例をつうじて臨床技術の向上を図ることが求められます。

③ 企業・メーカー主催の製品広告セミナー：製品情報の提供が主な目的であり、聴衆はその製品を用いた治療方法や利点について学びます。透明性と客観的な情報提供が重要となります。

④ 学術組織での講演：教育的な要素が強く、新しい理論や技術の紹介、さらには専門知識の更新が主な目的です。

学術プレゼンテーションの成功の秘訣

すべてのプレゼンテーションに共通して重要なのは、「役に立つ情報を提供するか」という点です。聴衆がその場にいる理由は、新しい知識を得るため、または既存の知識を深めるためです。たとえ失敗の事例を共有する場合であっても、その失敗から学べる教訓を提示することで、聴衆にとって価値ある時間となります。

成功するプレゼンテーションは、ただ情報を伝えるだけでなく、聴衆が直面するかもしれない問題を未然に防ぐ手助けをするものです。プレゼンテーションの準備をする際には、聴衆が何を期待しているかを理解し、それに応える形で内容を構築することが肝心です（図19）。

行動変容を促す

プレゼンテーションが成功するためには、単に情報を提供するだけでなく、聴衆の行動に影響を与えるほどの変容を促すことが求められます。そのためには、次の4つの要素を総合的に考慮することが不可欠です。

①**魅力的なビジュアル**：視覚的に魅力的なスライドは、情報を効果的に伝えるための重要なツールです。クリアで洗練されたデザインと、重要なポイントを強調するビジュアルがカギとなります（P42「プレゼンテーションの作り方」で詳しく解説）。

②**情熱的なスピーチ**：単にスクリプトを読むのではなく、情熱を込めて話すことで、聴衆の興味を引きつけ、記憶に残りやすくします。声のトーンや強弱、速度を変えることで、メッセージに感情を込めることができます。

③**身振り・手振り**：ボディーランゲージは言葉と同様に重要なコミュニケーションツールです。開放的な身振りや適切なジェスチャーによって自信とエネルギーを示すことができます。

④**人間性と信頼性**：プレゼンテーションをつうじて、聴衆に信頼される人間性を示すことが重要です。エンパシーをもち、誠実さを伝えることで、聴衆との関係を築きます。

プレゼンテーションテクニックはたしかに技術であり、学びと練習によって必ず向上します。効果的なプレゼンテーション技術を身に付けることで、聴衆に持続的な影響を与えることが可能になります。継続的な自己改善を心がけ、毎回のプレゼンテーションで聴衆の期待を超えるよう努めましょう。

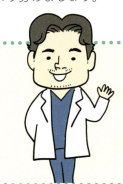

学術プレゼンテーションの成功の秘訣
①魅力的なビジュアル　　②情熱的なスピーチ
③身振り・手振り　　　　④人間性と信頼性
効果的なプレゼンテーション技術を身に付けて毎回のプレゼンテーションで聴衆の期待を超えるよう努めましょう。

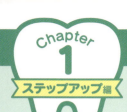

Chapter 1 ステップアップ編

▶▶▶ 4. プレゼンテーションテクニック

プレゼンテーションの作り方
伝える相手と伝えたいことを明確にしよう

図20 プレゼン作成時に大切な3要素と構成

- プレゼン時間の把握と管理
- 聴衆の理解
- テーマの明確化

↓

効果的なプレゼン構成

- 自己紹介
- 問題提起
- 解決策の提示
- 実際の症例供覧
- 反省・まとめ

プレゼンテーションの成功を左右する3つの要素

　プレゼンテーションを成功に導くためには、以下の3つの要素に特に注意を払うことが重要です。これらを理解し適切に調整することで、皆さんのプレゼンテーションはより効果的なものになります（図20）。

①プレゼン時間の把握と管理

　プレゼンテーションに割り当てられた時間を正確に把握し、その枠内で情報を効率的に伝えることが求められます。時間管理をマスターすることは、聴衆が飽きることなく、要点を把握できるようにするために不可欠です。事前にリハーサルを行い、時間内に収まるように調整しましょう。

②聴衆の理解

　聴衆がだれであるかを知ることは、プレゼンテーションの内容を適切に調整するうえで非常に重要です。聴衆の背景、知識レベル、興味やニーズを把握することにより、より関連性の高い内容を提供し、エンゲージメントを高めることができます。これには、聴衆の事前調査や、プレゼンテーション開始前のブリーフィングが効果的です。

③テーマの明確化

　あたりまえのことですが、プレゼンテーションのテーマを明確にし、そのテーマに沿った内容の整理と展開が必要です。主題がはっきりしていれば聴衆は情報を理解しやすく、記憶にも残りやすくなります。また、テーマに基づいて話を構成することで、余計な情報を省き、ポイントを的確に伝えることができます。

　これらの3つの要素を意識することで、あなたのプレゼンテーションはよりいっそうの効果を発揮し、聴衆にとって価値ある時間となるでしょう。事前準備と綿密な計画を怠らず、聴衆にとってもっとも影響力のあるプレゼンテーションを目指しましょう。

効果的なプレゼンテーション構成

　プレゼンテーションを成功させるためには、内容の構成が非常に重要です。ここでは、効率的かつ効果的に主題を伝えるための一般的なフレームワークをご紹介します。この構成を使うことで、聴衆にクリアで印象的なメッセージを伝えることが可能になります。

①自己紹介

　プレゼンテーションのはじめには、簡潔に自己紹介を行いましょう。これにより、聴衆との信頼関係を築き、なぜ自分がこのテーマについて話す資格があるのかを明確にします。自己紹介は短く、ポイントを絞ることが重要です。

②問題提起

　聴衆が直面している問題や課題を提起し、その問題がなぜ重要であるかを説明します。問題提起は聴衆の関心を引き、彼らが解決策に対してより関心をもつようにするためのものです。この部分で聴衆の共感を得ることができれば、プレゼンテーションの成功がぐっと近づきます。

③解決策（エビデンス）の提示

　問題提起に対する具体的なエビデンス（論文）を提示します。この段階では、理論だけでなく、予知性（どれだけ長持ちするか）や合併症（術中・術後のトラブル）についても言及しましょう。解決策は明確で実用的なものでなければなりません。

④実際の症例供覧

　提案した解決策が実際にどのような結果となるかを示すために、1つまたは複数の症例を紹介します。症例は、解決策の効果を具体的に示すことができ、理論だけではなく実践的な面からも説得力をもたせることができます。

⑤反省・まとめ

　プレゼンテーションの終わりには、学んだことの反省や、主なポイントのまとめを行います。この部分で、聴衆にもう一度重要なメッセージを思い返させ、行動を促すような呼びかけをすると効果的です。

　これらのステップをふむことで、限られた時間内で最大の効果を発揮するプレゼンテーションを実現することができます。しっかり準備して聴衆に強い印象を残しましょう。

4. プレゼンテーションテクニック

プレゼンテーションの仕方
自分らしさを出して他人と差別化しよう

図21 プレゼンテーションで重要なことは「伝わること」

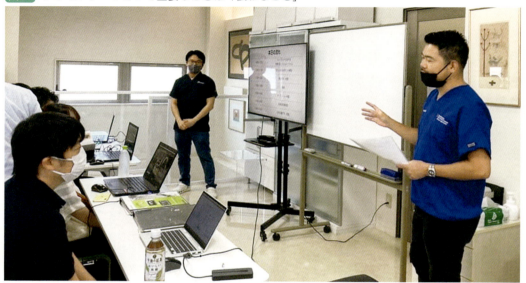

「思いやり」と「自分らしさ」が成功のカギ

　プレゼンテーションでもっとも重要なのは、情報が「伝わること」です（図21）。そのためには、聴衆に寄り添う思いやりと、自身の個性を生かした好感度の高い発表が必要です。以下の2点に焦点を当てることで、聴衆に内容がしっかりと伝わり、記憶に残るプレゼンテーションを実現することができます。

①聴衆の視点に立った内容の調整
　プレゼンテーションの成功は、内容が聴衆の理解レベルや興味に適しているかどうかに大きく依存します。事前に聴衆の背景や知識レベル、関心事をリサーチし、それに基づいて講演内容をカスタマイズすることが重要です。このアプローチにより、聴衆は情報をより簡単に理解し、関連付けることができます。

②自分らしさをつうじた好感度の形成
　自分自身の個性や特性を前面に出すことで、聴衆との接続を強化することができます。人々は、話し手が自然体で誠実な態度を示していると感じると、より強い共感と信頼を抱きます。また、プレゼンテーション中に自分の経験や感情を適切に表現することで、話に深みと説得力を加えることができます。

　これらの要素、すなわち「思いやり」と「自分らしさ」を組み合わせることで、プレゼンテーションは単なる情報伝達から聴衆に影響を与える体験へと昇華されます。聴衆に合わせた内容の提供と、自分らしい魅力的な発表スタイルで、効果的なコミュニケーションを実現しましょう。

短時間でも結果を残すプレゼンの極意

　人の話を集中して聞ける時間は、15分が相場といわれています。そのため、あまり多くを伝えようとしてもかえって、印象に残らないことがあります。そこで、特に短い時間でのプレゼンでは「絶対に伝えたいことを1つ決める」ことを心がけましょう。

①核心メッセージの選定
　聴衆にもっとも伝えたい言葉をメッセージとして1分に集約してみましょう。

②情報のシンプル化
　不要な情報はできるだけ削ぎ落とし、伝えたいメッセージにフォーカスできるような情報だけを残しましょう。

③視覚資料の最小化
　講演時間からスライド枚数を決めるのではなく、1枚のスライドで視覚的資料を最小化し、間延びのないプレゼンを心がけましょう。

④エンゲージメントの向上
　聴衆にアンケートをとることや、逆に質問をして間を与えるなど、相互的なアプローチによってエンゲージメントを向上させ、より理解力を深めるのも1つの手法です。

プレゼンテーションで重要なポイント

絶対に伝えたいことを1つ決めましょう。

人の話を集中して聞ける時間は、**15分**が相場です。

必ず伝えたい1つのことを**さまざまな角度から**光を照らしましょう。

Chapter 1 ステップアップ編

▶▶▶ 4. プレゼンテーションテクニック

プレゼンテーション時の振る舞い方
理解を深めていただくための好感を与えよう

図22 経験を重ねてプレゼンを進化させよう

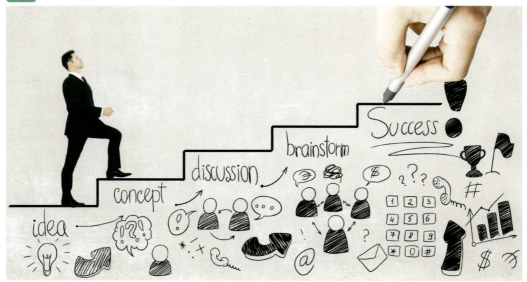

好感度を下げない身なりを心がけよう

　学術プレゼンテーションは、テレビ番組でいうところのニュース番組のようなものです。ラフな雰囲気のバラエティ番組と異なり、どちらかというと硬い雰囲気の番組ですから、プレゼンテーション時の服装や身なりも重要です。裏返すと、「この人から聞いた話を信頼しても大丈夫なのか？」という聴衆の不安を、まずは服装や身なりで払拭することが重要です。過度に派手なスーツや髪型、女性なら髪色やネイルなどは好感度を下げてしまう可能性がありますので、まずは相手が信頼して話を聞きたくなるような身なりを心がけましょう。

ロールモデルをみつけよう

　今の時代、InstagramやYouTubeなどSNSにはたくさんの講義・講演の動画がアップロードされています。その中でも自分にとって響いたプレゼンテーションを、ぜひ1つのロールモデルとしてみてください。その人の身振りや手振り、間の置き方などを真似ることがいちばんの近道です。
　また、学会などのシンポジウムで講演をしている著名な歯科医師の先生のプレゼンテーションも非常に参考になるでしょう。プレゼンテーションの構成はもちろん、写真の配置やエビデンスの活用法、技術の魅せ方など、ただ情報として聞くのではなく、プレゼンテーションのお手本としてもメモなどをとって参考にしましょう。

セリフはできるだけ読まないようにしよう

　学術プレゼンテーションでは、初めての場合や時間制限が厳しい場合には、事前に用意したセリフに基づいてプレゼンテーションを行うことが有効な場合があります。このアプローチは、内容を正確に伝えることを保証し、初心者が緊張を管理しやすくなります。しかし、発表の機会が増え、経験が蓄積されるにつれて、発表のスタイルも進化させる必要があります（図22）。

①セリフを読むスタイルから脱却する重要性
　初期の段階でセリフに頼るのは有効ですが、発表に慣れてきたら、より自然な話し方に移行することが望ましいです。セリフの棒読みでは、聴衆との感情的なつながりが生まれにくいため、聴衆の注意を引き続けることが難しくなります。

②感情を込めた話し方の重要性
　プレゼンテーションが単なる情報の伝達を超え、聴衆の心を動かすものになるためには、話し手の感情が重要です。情熱的で説得力のある話し方は、聴衆の関心を引き、内容をより深く理解してもらうために役立ちます。

③インタラクティブな要素の導入
　聴衆との対話を取り入れることで、プレゼンテーションはさらに魅力的なものになります。質問を投げかけたり、聴衆の意見を求めたりすることで、エンゲージメントを高め、内容の理解を深めることができます。

④練習による自信の構築
　プレゼンテーションスキルは、練習によって大きく向上します。リハーサルを重ねることで、セリフを離れても自信をもって話すことができるようになり、自然な流れで情報を伝えることが可能になります。

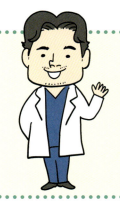

プレゼンテーションテクニックに大切な要素

経験を積むことで、プレゼンテーションのスタイルを発展させ、聴衆に真の影響を与えることが可能になります。
感情を込めた話し方とインタラクティブな要素の導入は、聴衆に持続的な印象を残し、行動変容につながるプレゼンテーションを実現します。

Chapter 1 ステップアップ編

▶▶▶ 4. プレゼンテーションテクニック

プレゼンテーションにオススメアイテム
（著者セレクト）

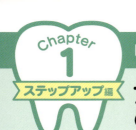

MacBook Pro
　プレゼンテーションには必須のノートPC。歯科医療従事者はiPhoneをはじめ、Appleユーザーが多いと思います。作成や編集などもスムーズに作業できるよう、できればハイスペックなタイプがオススメです。

Keynote
　プレゼンテーションには必須のプレゼン用ソフト。直感的な操作で使いやすく、WindowsのPowerPointに書き出しや互換性があります。

Dropbox
　重要なデータはすべてこのクラウド上に置いておくことで、どこにいてもどのPCでも編集・閲覧が可能となります。PCが万一クラッシュした場合も、ここにデータを保存しておけば安心です。

写真アプリ
　臨床写真はすべてアプリにまとめておきましょう。整理する際は、「例：マルオカツイチロウ　前　単　GBR」という感じで、検索しやすいようにカタカナで、かつその症例の特徴をタグとして追加しておきましょう。ライブラリをDropbox内に置いておけば、どこでも編集・閲覧が可能です。

レーザーポインター
　プレゼンの際には必須のアイテムです。メーカーはどこでも良いですが、レーザーは緑色で、PCと連携しスライドを送れる機能がついているものがオススメです。

HDMI変換ケーブル
　MacBook ProはHDMI端子が付属していないため、プロジェクターにPCをつなげる際に必要となります。なお、サードパーティーの変換ケーブルはたまに不具合が出る場合があるので、Apple純正がオススメです。

マネジメント編

5. 大学では教えてくれないマネー学

6. 大学では教えてくれない経営学

7. 大学では教えてくれない開業準備

Chapter 2

5. 大学では教えてくれないマネー学

お金とは？
あれば便利だけど幸せになれるわけではない

お金の機能とは？

お金は、価値尺度・交換手段・貯蓄手段・支払い手段などの役割があります。社会活動を人間の体に置き換えるならばお金は体に栄養を送る「血液」といえるでしょう。お金はさまざまなサービスとの交換ツールとして機能しています。

お金によって得られる豊かさ

突然ですが、「皆さんにとって『お金』とは何ですか？」と聞かれたら何と答えますか？　また、年収はいくら欲しいでしょうか？　何らかの幸せを得るためにも「叶うならばより多くのお金を稼ぎたい」とだれしもが一度は考えたことがあるのではないでしょうか。たしかに良いサービスと交換し、豊かな生活を送るうえでも、お金はきってもきれない存在です。

お金によって手に入れられるものは、人の生活の基本となる衣・食・住の充実に始まり、ステータス、自由な時間、趣味の充実、社会的な発言力など、お金に不自由しない生活は客観的にみてだれにとってもわかりやすい魅力です（図1）。

「お金」＝「人生の幸せ」とは限らない

お金がもたらす富は私たちの生活を豊かにしてくれます。一方で、お金があるからといって欲しいものがすべて手に入るわけではありません。お金に不自由していなくても健康上の理由から幸せでない方もいらっしゃいます。お金を支払って心から親友とよべるような友人や愛すべき人を買うことはできないでしょう。過去に戻ること、思い出や経験といった過去のプロセスに基づいたものなど、これらはどれだけ大金を積んでも購入できないもの・手に入らないものです。

あなたは、何をもって幸せと思えるのでしょうか。そして、その幸せを手に入れるためにはお金はどの程度必要なのでしょうか？　したがって「お金」と「人生の幸せ」をしっかりと分けて考えることが重要です。

図1 お金によって手に入れられるもの

① 安心・安全

② 快適な暮らし

③ 贅沢を楽しむ

④ 快適な移動

⑤ ステータス

⑥ 影響力・権力

⑦ 自由

⑧ 時間の余裕

　　　　など……

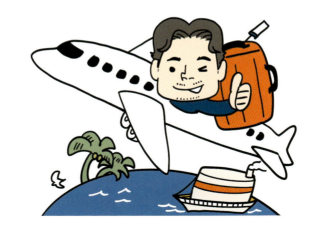
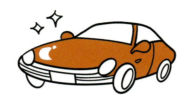
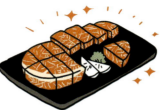

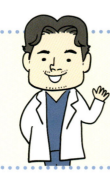

裕福であれば人生幸せとは限らない
お金がいくらあっても幸せになれない人
- 心身の健康が維持できない人
- 心を許せる家族や仲間のいない人
- 自分の心に嘘をついたり隠しごとをしている人

Chapter 2 マネジメント編

▶▶▶ 5. 大学では教えてくれないマネー学

お金の稼ぎ方
4つの稼ぎ方を理解し、自分の稼ぎ方を確立する

お金の稼ぎ方を知ろう

　皆さんは、「お金を稼ごう」と思った時にどんな手段を思い浮かべるでしょうか。おそらく多くの方は、求人を探して「どこかに従業員として雇ってもらう」ことを考えたのではないでしょうか。もちろんその考え方に誤りはありませんが、そのお金の稼ぎ方は<u>キャッシュフロー・クワドラント</u>の考え方において「労働者」という4つにカテゴライズされたうちの1つです（図2）。では、労働者の他にどのようなお金の稼ぎ方があるのでしょうか。

図2　お金の稼ぎ方

| ① 組織に属し労働で稼ぐ ＝「時間と汗（労働）の量り売り」 | ② 独立・フリーランスで稼ぐ ＝売上・成果に見合った報酬 | ③ ビジネス・事業で稼ぐ ＝自分の「知恵」で勝負する | ④ 資産で稼ぐ（お金にお金を稼いでもらう） |

キャッシュフロー・クワドラントとは　歯科医師はどれに当てはまる？

　キャッシュフロー・クワドラントとは、ロバート・キヨサキ氏によって提唱された人々の収入源を4つのカテゴリーに分けた教え方です。これは、特に財務の自由を追求するうえで役立つ概念です。それでは、歯科医師という仕事は4つのどれに当てはまるでしょうか？

　多くの歯科医師は、大学を卒業した後に大学や開業医のもとで勤務医として働きますので、基本的には図2の①からキャリアをスタートさせます。大学に残って矯正歯科やインプラント、歯科麻酔などの専門性を身につければ、②のようにフリーランスで働くことも可能です。しかし、①も②も"自分が働かなければ"お金は発生しません。自分が倒れてしまったら、給料はなくなってしまうのです。

　③のように開業したとしても、ドクター1人（自身）であれば、基本的にはあまり①②と変わりません。むしろ、ほとんどのケースにおいて借り入れ（借金）を行い開業してスタッフも雇用することを考えると、自分が倒れた時のリスクはむしろ大きいかもしれません。

　したがって、開業して③のように経営者になるためには勤務医を雇用して、勤務医にも稼いでもらう必要があるのです。しかし、勤務医を継続的に雇用することは簡単ではありません。そういった点も含め、開業についてはじっくりと検討する必要があるでしょう。歯科医師という資格を活かして仕事をするのであれば、<u>①〜③でお金を稼ぎ、それを④という投資に回す</u>という方法が1つのゴールといえるかもしれません。図3ではそれぞれのクワドラントを簡潔に説明します（投資については後のページで詳しく解説します）。

図3　キャッシュフロー・クワドラントの4つのカテゴリー

従業員（Employee）

10働いたら10の対価をもらえる

従業員は、時間・労力を引き換えに給与を得ます。安定した収入を得られますが、仕事を辞めると収入も停止します。多くの若手歯科医師がここからキャリアをスタートし、（大学）病院や歯科医院で働いています。

例：会社員、パート、アルバイト

ビジネスオーナー（Business owner）

1以下の働きで100以上もの対価を得る

ビジネスオーナーは、システムやチームを構築し、そのビジネスが自分なしでも稼働するようにします。たとえば、複数の歯科医院を経営して、管理職を雇い、日々の運営は他人に任せるケースです。このクワドラントの人々は、時間に縛られることなく収入を得ることができます。

例：創業者、オーナー、経営者

自営業（Self-employed）

10働いたら20以上の対価をもらえる

自営業者は自分自身のボスです。自分のスキルやサービスを提供して収入を得ます。たとえば、自分の歯科医院を開業することがこれに該当します。収入アップの可能性は高いですが、仕事がなければ収入もなく、多くの時間を仕事に費やす必要があります。

例：スポーツ選手、開業医、フリーランス

投資家（Investor）

お金を働かせてお金を得る

投資家は、資本を投じて収益を得ます。これには不動産投資や株式投資などが含まれます。時間をかけて資産を増やし、それが収入源となります。投資家は、収入を得るために直接労働を必要としません。

例：投資家

「改訂版 金持ち父さん 貧乏父さん：アメリカの金持ちが教えてくれるお金の哲学」より一部引用・改変

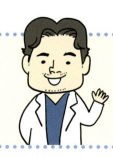

自分以外にも稼いでもらう仕組みをつくろう

歯科医師という仕事は、開業しない限り自分が治療という労働をしなければ稼げません。そのため、稼いだお金を資産に変えて、「お金」に稼いでもらうことを考えよう！

Chapter 2 マネジメント編

▶▶▶ 5. 大学では教えてくれないマネー学
年収を上げるためのステップ
まずは自分が稼ぐ、それから人とお金と知恵で稼ぐ

ステップ1「ホップ」 まずは従業員として時給単価を上げよう！

　この期間は、いわゆる下積み期間です。みずから苦労を買ってでも自分の強みとなる他者と差別化できる（稼げる）スキルを身に付けましょう。また、この段階での投資資本は自分自身です。将来の基礎をつくるためにも道具を揃える、知識をつけること（書籍を読む・Webセミナーへの参加など）、技術の研鑽、人脈づくりなどにお金や時間を積極的に投資し、<u>人的資本を大きくしましょう</u>。なお、ライバルは一回り上（5歳前後）の先輩や上司です。学ばせていただく立場としてリスペクトの精神を大切にしつつも、「超えていく目標」という意識をもちましょう。

　そして、自身が目標とする収入から必要な売り上げを逆算しましょう。たとえば、年収1,000万円を目標とした際にはあなたはいくらの売り上げを出す必要があると思いますか（図4）。経営者を目指すのであれば早期の段階で従業員の立場から脱却し、早い段階から売上高や人件費率（コスト）についての意識をもちましょう。

ステップ2「ステップ」 給与の天井が近づいたら個人事業主を目指そう！

　一定の段階に達すると、めいいっぱい働いても売り上げのアップや給与の伸びが鈍化してくるタイミングがあります。この段階に到達したら独立を視野に入れながら自身の経歴やスキルの棚卸しを行いましょう（図5）。そして、<u>個人事業主として独立（開業・起業など）</u>を選んだならば、あなたは経営者の仲間入りです。

　経営は、スタートが肝心です。経営を軌道に乗せられるまでは全力で力を注ぎましょう。なお、立ち上げ段階においては、「カネ→モノ→ヒト」の順番で考えましょう。そして、立ち上げが落ち着いてきたならば、税務や労務などについても理解を深められるとなお良いでしょう。

ステップ3「ジャンプ」 稼いだお金でビジネスを広げよう！

　新規開業した歯科医院の経営が安定期に入り、スタッフにある程度経営を任せられる段階がきたら、分院展開や事業を起こすなど、これまで培ってきた人脈も活かしながらビジネスを広げていきましょう。日本人にとって借金（借り入れ）は悪というイメージが強いですが、自己資金で準備できる額には限度があります。見通しが立たない状態での借り過ぎは禁物ですが、<u>レバレッジを効かせて</u>賢くビジネスを広げていきましょう。

　また、まとまった余剰資金ができたら<u>資産運用</u>を行うのも良いでしょう。稼いだお金を投資に回すことで、自身が働かなくても得られる不労所得をつくりましょう。

図4 目標年収から必要な売り上げの逆算

たとえば、完全歩合制で売り上げに対する給与が23％の場合を条件に年収1,000万円越えを目指す例を挙げます（実際は、雇用契約している従業員に対して完全歩合制を適用することはできません）。

➡ 必要な月収は84万円とすると

年収1,000万円÷12か月＝月収84万円
月収84万円÷23％＝約365万円

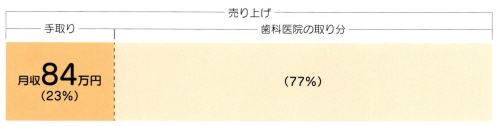

月365万円の売り上げが必要

図5 キャリアの棚卸し

STEP 1 ▶
自分が理想とする歯科医師像や学んだこと・身に付いたことを整理する

STEP 2 ▶
自身が深めていきたい領域や関心のある治療・研究分野を洗い出す

STEP 3 ▶
1、2からその先のキャリアプランを探求する

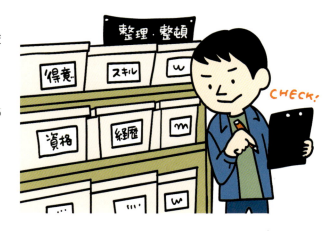

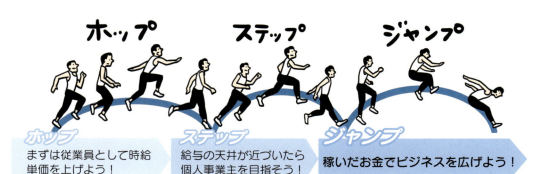

ホップ: まずは従業員として時給単価を上げよう！
ステップ: 給与の天井が近づいたら個人事業主を目指そう！
ジャンプ: 稼いだお金でビジネスを広げよう！

Chapter 2 マネジメント編

▶▶▶ 5. 大学では教えてくれないマネー学
お金持ちになるために必要なこと
30代までは自己投資、40代からは金融投資

図6 金融リテラシーと自己投資

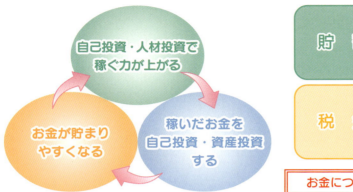
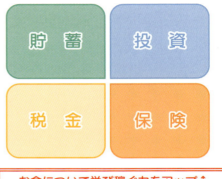

金融リテラシーを身に付けよう！

　お金が大事であることは、すべての日本国民が知っていることです。しかしながら、日本の学校教育において「お金」について学ぶ機会はほとんどありません。したがって、「お金について自己学習しているかどうか？」によって金融リテラシーの高い人とそうでない人とに差が生まれます。

　また、一言に金融リテラシーといっても、貯蓄・投資・税金・保険などさまざまな分野があります。そして、いつの時代も、「知識や技術力に長けた人」が「知識や技術力を必要としている人」からお金をもらってサービスを提供（ビジネス）しています。それは、社会に価値を提供してお金をもらっているのであればれっきとした「仕事」（社会貢献）になりますが、仮に騙してお金をもらっているのであれば「詐欺」にあたります。

　お金にまつわる「詐欺」は多様化しています。騙されないためにもお金についての知識をしっかりと身に付けることが重要です。具体的には、お金に関する本を読むのがお勧めです。本はもっともコストパフォーマンスの良い自己投資です。ぜひ、貯蓄・投資・税金・保険などについて、人からではなく本から学んで自分で知識（1次情報）を習得しましょう。自己成長のためにお金を使うことで、お金を稼ぐ力はさらに高まります（図6）。

目標となる具体的な貯金額を決めよう！

お金についての自己啓発本はさまざまありますが、すべての本に共通して書かれていることがあります。それは……

「いつまでに、いくら貯める（資産を形成する）のか？」

ということです。自分にとって必要なお金はいくらでしょうか？ 月にどの程度収入が得られれば、ゆとりのある生活ができるのか？ それをしっかりと考え、算出することが重要です。もし、結婚して子どもができたら、追加でいくら必要なのか？ということも考えます。お金にまつわるライフプランに悩むことがあれば、家計にまつわるお金の専門化であるファイナンシャルプランナーに相談するのも良いでしょう。自分が満たされるにははたしてどの程度お金が必要なのかを知れれば、逆算して今やるべき行動がみえてくるはずです。

なお、必要以上に稼ぐことに執着してひとたび目的を見失ってしまうと、むしろ幸せは遠のいていくでしょう。プライベートの時間を充実させることは、充実した人生を送るうえで欠かすことができないものです。「ワークライフバランス」を保ちつつ、お金に不自由せず「幸せ」を感じられる目標額を設定しましょう。

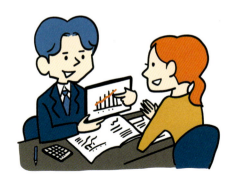
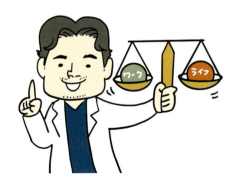

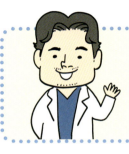

金融リテラシーを高めよう

目標を定めると行動も変わります。支出を抑えることも重要ですが、「お金を稼ぐ力をつける」「稼いだお金に働いてもらう」というマインドをもちましょう。

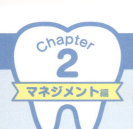

5. 大学では教えてくれないマネー学

お金持ちの定義とは？資産とは？
「年収」ではなく「お金を生み出す力」

お金持ちの定義は「年収」ではなく「資産」

「お金持ち」＝「年収の高い人」と考えてしまいがちですが、実は年収ではお金持ちを定義することはできません。それでは、お金持ちの定義はなんでしょうか。それは、「お金を生む資産をもっている人」といえるでしょう。2017年の純金融資産保有額の階層別にみた保有資産規模と世帯数のデータをみると、富裕層とよべるのは金融資産1億円以上からです（図7）。日本の大多数の給与所得者ですと、あまり現実味を感じられない数字ですよね。著者がここまで「経営側にいきましょう」と言っていた意味がおわかりいただけたのではないでしょうか。

年収とは何か？

年収はあなたが1年間に仕事をつうじて得る収入の合計です。これには給与やボーナス、臨時収入などが含まれます。若手歯科医師の場合、病院や歯科医院での勤務、あるいは自分の診療所での業務から得られる収入です。年収は生活の質を左右する一因となり、年収が高い＝「お金持ち」の象徴のように感じられるかもしれませんが、年収だけがすべてではありません。

資産とは何か？

資産は、あなたが所有する価値のあるものすべてを指します。これには不動産、株式、投資ファンド、貯蓄、その他の価値をもつ物品が含まれます。資産は、その価値が増える可能性があり、安定した収入源（たとえば不動産からの賃貸収入や株式の配当）を提供することができます。資産は、あなたが仕事をしていなくても収入を生み出すいわゆる不労所得です。この不労所得を得る基盤をつくることが真の「経済的自由」へのカギとなります。

つまり、高い年収を得ていたとしてもすべて消費してしまい、資産形成に回わす資金を残せていなければお金持ちにはなれません。一方、年収がそれほど高くなくても支出をコントロールして資金を効果的に投資に回すことができれば、長期的に安定した経済状態を維持することが可能です（図8）。

図7 純金融資産保有額の階層別にみた保有資産規模と世帯数

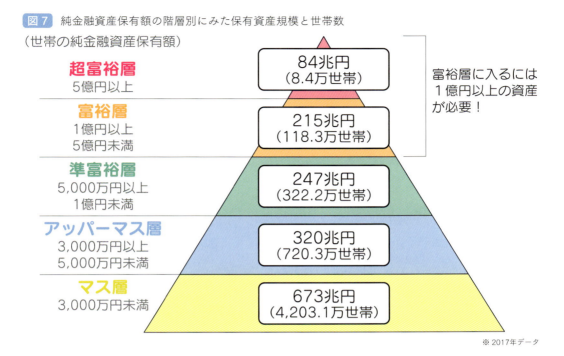

（世帯の純金融資産保有額）

- 超富裕層　5億円以上：84兆円（8.4万世帯）
- 富裕層　1億円以上5億円未満：215兆円（118.3万世帯）
- 準富裕層　5,000万円以上1億円未満：247兆円（322.2万世帯）
- アッパーマス層　3,000万円以上5,000万円未満：320兆円（720.3万世帯）
- マス層　3,000万円未満：673兆円（4,203.1万世帯）

富裕層に入るには1億円以上の資産が必要！

※2017年データ

図8 若手歯科医師がお金持ちになるための資産形成

① **貯蓄と投資**
手取り収入の一部を貯蓄や投資に回すことを習慣にする。これは資産を築く第一歩！

② **学習と成長**
投資知識を学び、資産管理のスキルを身につける。時間をかけて資産を理解し、賢く投資する方法を探ろう。

③ **長期的な視点**
目先の短期的な値動きにとらわれず、長期的な目線で資産形成を行おう。

資産がある人とない人の違い

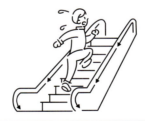
資産がない人
エスカレーターを逆走している（支出に抵抗して収入を得る）

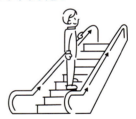
資産がある人
エスカレーターに乗っている（自動的に資産が支出を補填している）

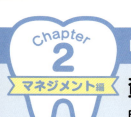

5. 大学では教えてくれないマネー学

資産の増やし方・投資とは？
自己投資と金融投資をうまく組み合わせる

図9 金融投資と自己投資

金融投資	自己投資
・株	・知識（読書・セミナー）
・投資信託	・スキル・道具（見学・実習・習いごと）
・不動産	・人脈（フットワークと時間）
・債券	・健康・見た目（ジム・美容）
・仮想通貨	・起業・開業
・FX	・体験
・ETF（上場投資信託）	・趣味

投資とは

投資とは、将来的に収益を得ることを目的として、お金やその他の資源を何かに割り当てる行為です。投資には大きく分けて、<u>金融投資と自己投資</u>があり、その資産から利益や収入を生み出すことを期待するものです（図9）。金融投資は文字どおり、お金を増やしてくれる金融商品に投資することです。一方で、自己投資とは、投資するための原資を稼ぐために自分自身に投資を行うことで、スキルや知識を向上させ、自分の稼ぐ力を高めるために行うものです。

20代はとにかく自己投資

20代は、キャリアの土台をつくり上げる大切な時期であるとともに「多少の失敗は許される」特権世代です。20代で得た経験や知識、スキルはその後の大きな財産になるため、失敗を恐れずにどんどん挑戦し、経験値を積み上げましょう。早く始めれば始めるほど、自己投資で得られるリターンの期間が長くなり、その分人生におけるアドバンテージを得ることができます。また、金融投資は30代からでも遅くはありません。<u>自分自身を高利回りの配当株</u>に育て上げましょう。

高い付加価値を提供するにはまずは、自分で体験しよう

若手歯科医師として、治療費が高額であるインプラント治療や矯正歯科治療などの付加価値の高い治療を患者さんに提供するためには、まず自分自身が日常生活で付加価値の高いサービスを体験することが重要です。たとえば、高級レストランでの食事やグリーン車での移動など、みずからが付加価値の高いサービスを受けることで、その特別な体験がもつ価値を実感できます。このような体験をつうじて、患者さんが高額な費用を支払っても得たいサービスや満足感を理解することができます。

自費でも求められるサービスを提供しよう

高品質なサービスや商品の背後には、細やかな配慮や付加価値が生まれる過程があります。これらを学ぶことで、日々の診療において患者さんに対する姿勢やアプローチが変わり、より質の高い治療を提供するためのヒントが得られます。自分が実際に体験した価値を患者さんに伝えることで、信頼関係を築き、高い付加価値を提供する歯科医師としての地位を確立することができるのです。

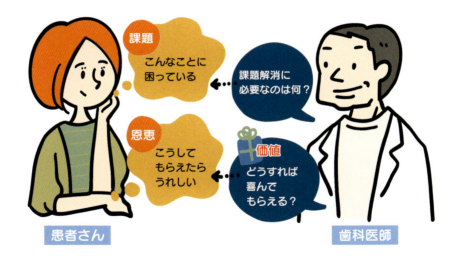

Chapter 2 マネジメント編

▶▶▶ 5. 大学では教えてくれないマネー学
知っておくべき投資の知識
投資に対するリテラシー（一般常識）を身につけよう

運用利回りとは

　運用利回りとは、年何％で資産を運用できたかを表す数値です。投資した元本が「どのくらいの期間でどれだけの利益を生み出せるのか」は投資においてもっとも重要であり、優良な投資先の判断材料として重要になるのが利回りです。年利は高ければ高いほど運用益が上がるわけですが、投資を行ううえで重要なのは、「継続して安定的なリターンが見込めるか」です。なお、妥当な平均的利回りは5％前後です。

　非常に高い利回りをうたう投資商品も存在しますが、高いリターンを望めば高いリスクがともなうのは世のつねです。場合によっては、詐欺商品を掴まされてしまうこともあるため、おおよその利回り相場は頭に入れておくべきでしょう。

　証券会社をはじめ、かんたんに資産運用のシミュレーションができるWebサイトが提供されていますので、いちどシミュレーションしてみるのも良いでしょう（図10）。

図10　運用利回りシミュレーション

30歳より月2万円を30年間積み立て、60歳で定年を迎え、20年間年金を受け取ることを想定した場合。

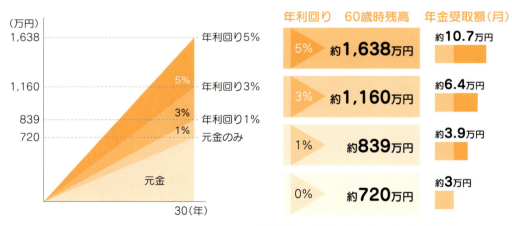

※上記の計算は税金・手数料等を考慮せず、60歳以降も年利回りを一定としている。

単利と複利

「金利」には、大きく「単利」と「複利」の2種類があります。単利は、元本に対してのみ利息が付きますが、複利は、前の期間の利息を繰り入れて次の期間の新元金についても毎年利息がつくため、雪だるま式に運用益が上がっていきます（図11）。

図11 複利のパワー

30歳より100万円を30年間運用した際の単利と複利のお金の増え方の違い

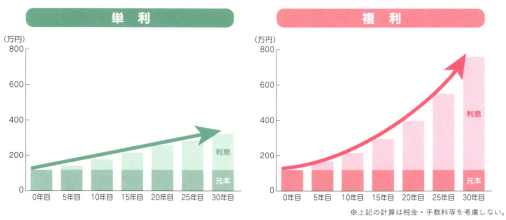

※上記の計算は税金・手数料等を考慮しない。

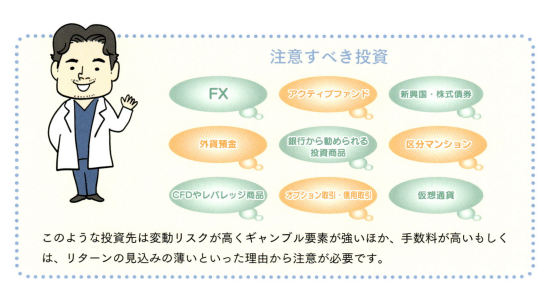

注意すべき投資

- FX
- アクティブファンド
- 新興国・株式債券
- 外貨預金
- 銀行から勧められる投資商品
- 区分マンション
- CFDやレバレッジ商品
- オプション取引・信用取引
- 仮想通貨

このような投資先は変動リスクが高くギャンブル要素が強いほか、手数料が高いもしくは、リターンの見込みの薄いといった理由から注意が必要です。

～ 金融資産を増やすには ～

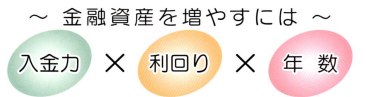

入金力 × 利回り × 年数

Chapter 2 マネジメント編

▶▶▶ 5. 大学では教えてくれないマネー学

知っておくべき税金の知識
節税によって手元に残るお金は確実に増える！

所得と税金の関係、「控除」を活用しよう

　日本では、所得税をはじめ累進課税制度が採用されています。そのため、基本的に所得が高い人ほど多くの税金を支払わなくてはなりませんが、社会的・経済的な理由で一定の基準を満たすことで税額を一部減額してもらえる「控除」という制度があります。賢く使えば手取り額を増やすことができますので、収入に対して税金が算出されるプロセスとともに用語について理解を深めておきましょう（図12、13）。

1．総収入
　最初に、個人のすべての収入源から年間総収入を計算します。これには給与収入、自営業からの収入、賃貸収入、投資からの収入（配当や利子）、その他の収入が含まれます。

2．所得調整後総収入
　次に、総収入から特定の控除（例：年金保険料、健康保険料、事業経費など）を引きます。この結果得られる金額を所得調整後総収入（AGI：Adjusted Gross Income）とよびます。

3．標準控除または項目別控除
　所得調整後総収入からさらに控除を行います。税金の申告者は、標準控除か項目別控除（例：医療費、寄付金、住宅ローンの利子など）のいずれか高い方を選択できます。この控除を行った後の金額を課税所得とよびます。

4．課税所得
　課税所得は、所得調整後総収入から標準控除または項目別控除を引いた金額です。この課税所得が所得税の計算の基礎となります。

5．税率の適用
　課税所得に対して、適用される税率を乗じます。税率表または税計算のフォーミュラを用いて、税額を計算します。

6．クレジットやその他の控除の適用
　計算された税額から、さまざまな税額控除（税クレジット）を引きます。教育クレジット、低所得者向けクレジット、子どもに関連するクレジットなどがあります。

7．確定税額の計算
　最終的に、すべての控除とクレジットを適用後の税額が確定税額となります。これがその年の所得税申告で支払うべき、または還付を受ける税金の金額です。

年収1,000万円でも貧乏⁉

所得税の税率は所得によって変わります。所得が900万円を境に10％もの違いがありますので、900万円を超えると「年収は増えた割には手取り額が思ったより増えない」という現象が起こります。この累進課税の仕組みや各種控除制度の活用の有無によっては、所得が1,000万円の人よりも900万円の人の手取りの方が多く残ることもあります。

図12 収入に応じて税金が算出されるプロセス

個人の場合 所得税の速算表

所得金額	税率
195万円以下	5％
195万円超～330万円以下	10％
330万円超～695万円以下	20％
695万円超～900万円以下	23％
900万円超～1,800万円以下	33％
1,800万円超～4,000万円以下	40％
4,000万円超	45％

※国税庁資料より（別途住民税10％と復興特別所得税0.945％がかかる）

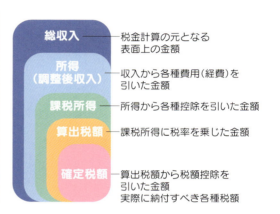

総収入 — 税金計算の元となる表面上の金額
所得（調整後収入） — 収入から各種費用（経費）を引いた金額
課税所得 — 所得から各種控除を引いた金額
算出税額 — 課税所得に税率を乗じた金額
確定税額 — 算出税額から税額控除を引いた金額　実際に納付すべき各種税額

図13 15項目の所得控除一覧と納税額計算のまとめ

社会保険料控除	小規模企業共済等掛金控除	生命保険料控除	地震保険料控除
寡婦控除	ひとり親控除	勤労学生控除	障害者控除
配偶者控除	配偶者特別控除	扶養控除	基礎控除
雑損控除	医療費控除	寄付金控除	

（所得金額 − 所得控除）× 税率 − 税額控除 = 申告納税額

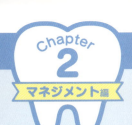

Chapter 2 マネジメント編

6. 大学では教えてくれない経営学

ビジネスとビジネスモデル
お金を稼ぐための基本を知る

ビジネスとは

ビジネスとは、「人の困りごとを解決してお金を稼ぐ」ことをいいます。つまり歯科も医療であると同時に、「歯や口の困りごとを解決してお金を稼いでいる」ともいえるわけです。医療なのにお金儲け？　と思う人もいるかも知れませんが、正しくは患者さんに歯科医療を提供した対価をいただいています。また、医療においても一般の会社と同様に、雇用するスタッフへの給与や、最先端の医療機器・材料の購入費用など経営に必要な経費がかかります。

ゆえに、経費を差し引いたうえで利益を残していかなければ経営を続けることはできません。そのため、"医院経営"というように、医療だからといって営利活動を蔑ろにして良いわけではなく、しっかりとビジネス（経営）についても勉強する必要があります。

歯科のお金の流れとは

歯科のお金の流れは、図14のような構図になっています。歯科医院は患者さんに治療を提供する対価として、患者さん（保険診療の場合、国や企業が一部治療費を負担）から治療費をいただきます。これが主な収入源となります。この収入（売上）から人件費・材料代・歯科技工代・賃料・光熱費など諸経費を支払います。当然、歯科医院を開業する際には銀行から借入をしますので、諸経費を払って残った利益の中から返済します。個人事業主の場合、最後に手元に残ったお金が自分への給与となります。

図14　歯科のビジネスモデル（保険診療）

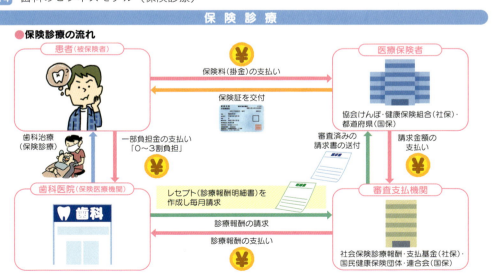

『歯科衛生士・歯科助手 おしごとハンドブック』より

ビジネスモデルとは

ビジネスモデルとは、「企業が価値を提供し利益を得る方法」のことをいいます。以下に、歯科医院のビジネスモデルを考えるうえで重要となる6つの構成要素を示します。患者さんに提供できるバリューを高めるうえでも参考になるでしょう。

1. **価値提案**：患者さんに提供する固有の価値です。たとえば、「痛みの少ない治療技術」や「完全個室でのプライバシー重視の環境」などが考えられます。この価値の提案が患者さんの歯科医院選びの決め手となります。

2. **顧客セグメント**：サービスを提供する特定の顧客群をターゲティングします。小児歯科のサービスを提供する場合、子どもやその親が顧客セグメントになります。また、高齢者向けの治療を専門とすることも1つの戦略です。

3. **収益の流れ**：歯科医院がどのようにして収益を上げるかを示します。主な収益源には、保険治療と自費治療があります。

4. **配信チャネル**：患者さんにサービスを届ける方法です。基本的には歯科医院での直接診療のほか、患者さんの自宅や施設にうかがう訪問診療があります。

5. **顧客関係**：患者さんとの関係を構築し維持する戦略です。重症化予防の重要性を訴えて定期的なメインテナンスに来院してもらうことや、美容（審美）の関心を引き出しホワイトニングやボトックス治療などの継続的に来院の見込める関係を維持・定着させることが重要です。

6. **コスト構造**：歯科医院運営に必要な主要なコストです。設備投資、人件費、材料費、広告費などが含まれます。

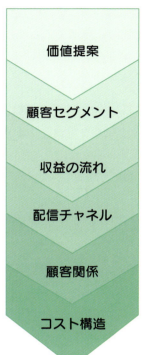

（図中：価値提案／顧客セグメント／収益の流れ／配信チャネル／顧客関係／コスト構造）

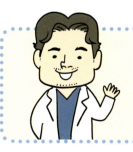

歯科で成功するためのビジネスモデル

患者さんに選んでもらえる歯科医院にするためにも、自院のビジネスモデルを確立しバリューを高めるとともにコストを最適化させましょう！

6. 大学では教えてくれない経営学

歯科のビジネスモデルとは？（保険診療）
保険診療はだれがどこでやっても同じ価格

国民皆保険制度は国民にとってすばらしい制度

　保険診療の場合、診療単価は保険点数という国に定められた金額（公定価格）で固定されています。患者さんはその治療費の合計のうち、年齢・所得・家庭環境などによって0〜3割を自己負担し、残り治療費は国民健康保険（国保）なら市区町村から、社会保険（社保）なら患者さんが勤めている企業（医療保険者）から、歯科医院に支給される仕組み（国民皆保険制度）になっています（図15）。

　国民目線にたってみれば、治療費の大部分を国や企業が負担し、どこにいても同じ金額で平等な治療を受けられるという点ではたいへんすぐれた制度といえるかもしれません。一方で、歯科医師にとってはどうでしょうか？　治療を行う歯科医師の経験年数や場所が異なっても（都心部あるいは地方でも）、治療費は同一料金です。

保険診療の限界（国民皆保険制度の理想と現実）

　仮に、治療にかかる材料代が高騰しても保険点数が変わらなければ、単純に利益が減るということになります。また保険診療の場合、各都道府県でレセプト1枚（患者さんがその月に受けた治療費の合計点数）あたりの平均点数が目安として決められており、全患者のレセプト点数の平均がその目安を超えると高点数という理由で国から指導（集団指導から個別指導）を受ける対象となってしまうのです。

　平均点数はほぼ固定値となるため、売上を上げるためにはレセプト枚数を増やさなくてはいけません。レセプト枚数を増やすためには、患者さんを多く診る必要がありますので、歯科医院の診療時間を長くするか、患者さん1人あたりの治療時間を短くする必要があります（いわゆる保険診療のぶん回し）。しかし、これを続けていくと、スタッフが疲弊したり治療の質が低下したり、悪循環に陥ってしまう可能性があります。

　日本の保険診療がすばらしいシステムであることに異論はありません。しかし保険診療では収益を上げることにフォーカスした時に、ある程度限界があります（図16）。

保険診療の場合

売上＝平均点数×レセプト枚数（1か月に来院した患者数）

図15 社会保険と国民健康保険の違い

項　目	社会保険（社保）	国民健康保険（国保）
加入対象者	会社員およびその扶養家族	自営業者、フリーランス、無職者など
保険料の計算方法	給与に基づく（雇用主と従業員で折半）	所得に基づく（全額加入者負担）
保険給付	医療給付、傷病手当金、出産手当金など	医療給付が主（傷病手当金や出産手当金はなし）
扶養	被扶養者は保険料負担なし	各自が保険料を支払い加入

図16 年齢および所得別の保険負担の割合

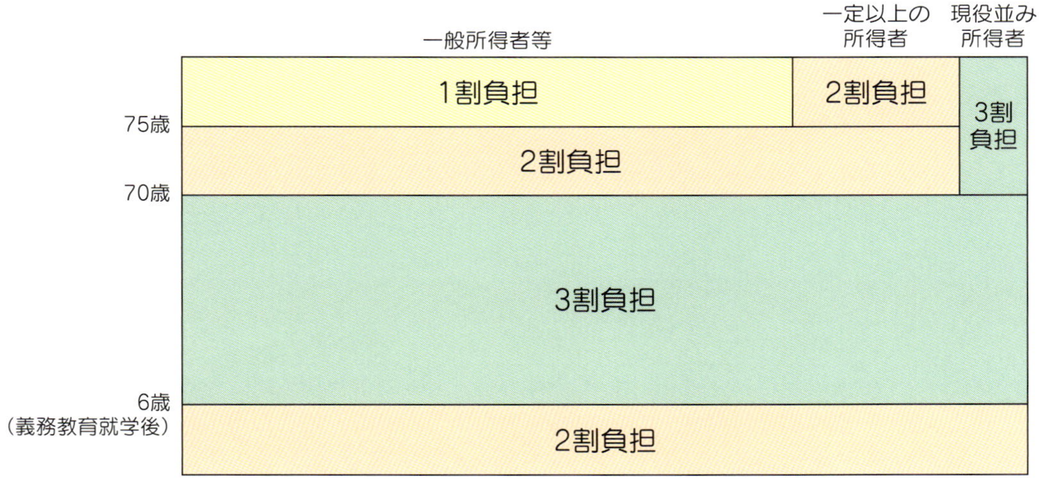

- 75歳以上：一般所得者等 1割負担／一定以上の所得者 2割負担／現役並み所得者 3割負担
- 70歳〜75歳：2割負担（現役並み所得者は3割負担）
- 6歳（義務教育就学後）〜70歳：3割負担
- 6歳（義務教育就学前）：2割負担

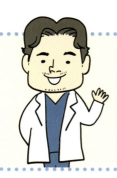

国民皆保険はすぐれた制度ですが、歯科医師にとってジレンマを感じる制度でもあります

患者さんは公定価格に基づいた窓口負担で高品質な治療を受けられる一方、歯科医師にとっては満足のできる治療提供や対価を受けとれているとはいいがたい現状があります。

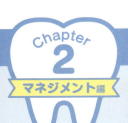

Chapter 2 マネジメント編

▶▶▶ 6. 大学では教えてくれない経営学
歯科のビジネスモデルとは？（自費診療）
質の高い治療を提供し、個人で治療費を決められる

自費診療のメリットは質の高い医療を提供できること

　自費診療の場合、治療費（単価）は歯科医院が決められます。たとえ保険診療よりもはるかに高額な治療であっても、患者さんがその治療を受けることに相応の金額を払う価値を見出していただければ、自費での治療を選択します。

　自費診療と保険診療の違いは、材料や使用する医療機器の制限の有無です。保険診療では使える材料に制限がありますし、点数が低い処置に対して採算度外視の治療はできませんので、満足な治療時間をとれないことがあります。一方で、自費診療ではじっくりと時間をとって質の高い歯科治療を提供することができます。

　実際に保険診療の限界を知っている歯科医師は、自身が歯科治療を受ける際は保険診療ではなく、自費診療を選択する先生方も多くいらっしゃいます。たとえば、自分の前歯に保険の硬質レジン前装冠を入れる歯科医師はいるでしょうか？　いや、ほとんどの先生がジルコニアや二ケイ酸リチウムなどのセラミック材料を選択するでしょう。欠損になった際もインプラントを選択する先生が多いと思います。

　このように、医療の質という点では、自費診療＞＞＞保険診療というように自費診療に軍配が上がります（図17）。

図17　患者および医院からみた保険診療と自費診療のメリット・デメリット

	保険診療		自費診療	
	患者側	医院側	患者側	医院側
メリット	・治療費が安い ・歯科医院選びの選択肢が多くある	・多くの患者さんに来院してもらえる	・良い材料・治療を選択できる ・再治療の可能性が低い ・時間をかけてていねいな治療をしてもらえる ・（医院によっては）保証がある	・十分に時間をかけられる ・保険で未認可の材料を使用できる ・治療費を自由に決められる
デメリット	・材料を選択できない ・再治療の可能性が高い ・保険ではできない治療がある ・1回の治療時間を長く取れない	・時間を十分にかけられない ・保険で未認可の材料を使用できない ・治療費が技術にかかわらず一定 ・ひと月あたりの平均点数が一定値に収束する	・治療費が高い ・歯科医院選びの選択肢が少ない ・本当に良い治療・技術なのかを見極めることが難しい	・設備投資が必要となる ・高い技術を身につける必要がある ・良い歯科技工所を見つける必要がある ・高い治療費に対して責任が生じる ・自費診療が患者さんの来院のハードルとなることがある

『なぜ自費率50％の歯科医院をめざすのか』

高度な技術の対価として自費診療のすすめ

　もし、自分が大学に残って特定の領域について研鑽を重ねて専門医を取得したとします。専門医を取得して高度な技術を要する治療を患者さんに提供したにもかかわらず、専門医ではない先生と同じ治療費しか受け取れない事実をどう思いますか？　おそらく「自分が数年かけて大学に残ってまで取得した専門医はなんだったんだろう？」と感じてしまうのではないでしょうか？

　つまり、専門医を取得した暁には自費診療を提供できるようになりたいですよね。そうすると、自分の専門性を決める際に「その治療が自費診療として成立するかどうか？」という点も十分に吟味する必要があります。

　特に、インプラント治療や矯正歯科治療など、自費診療前提の治療であれば、いちばんメリットがあるかもしれません。

人口減少時代に売り上げを伸ばし続けるには……

　自費診療のメリットは、自分で価格を設定できるため、材料代が高騰すれば価格に転嫁させることができます。そのため、利益を確保した価格設定ができます。しかし、売上個数を増やすことは容易ではありません。

　今後日本は人口減少が進み、保険診療のみに頼っているとレセプト枚数は減っていく一方でしょう。そのようななかで歯科医院の売り上げを伸ばし続けるには、自費診療比率を伸ばしていくのが有効な手段だと考えています（図18）。

図18　理想的な歯科ビジネスモデル

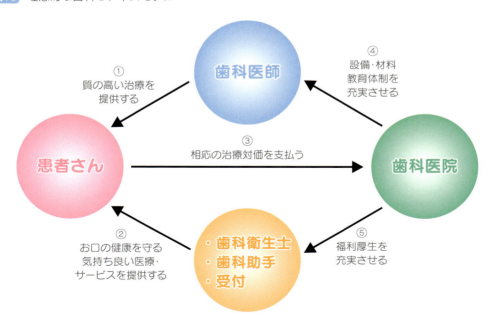

6. 大学では教えてくれない経営学

マネジメントとはなにか？
ヒト・モノ・カネの適切な配分による組織運営

図19 マネジメントの4つの機能

計画 目標を設定しその達成方法を決定する
- 患者数の増加
- スタッフの効率的な配置

組織 必要な資源や人材を配置する
- スタッフのスケジュール調整
- 在庫管理

指導 チームを導き、動機づけて目標達成を促進する
- スタッフのトレーニング
- モチベーション向上

統制 進捗を監視し、必要に応じて修正する
- 財務管理
- 患者さんのフィードバック分析

マネジメントとは

　マネジメントに関する知識は、開業歯科医として歯科医院という組織を存続・繁栄させていくために必要不可欠です。しかし、多くの歯科医師が卒業後、勤務医を経て開業するにもかかわらず、大学ではこの重要な経営学を学ぶ機会は十分ではないのが現状です。

　本稿では、歯科医師にとって必要なマネジメントについての知識を学んでいきましょう。そもそも「マネジメント」とは何でしょうか？　マネジメントとは、企業が組織の成果を上げるために経営資源、具体的にはヒト・モノ・カネを効率的に活用し、リスク管理のもとに、「目標」や「ミッション」の達成を目指すことをいいます。もともとの「マネジメント（management）」がもつ意味は、「経営」や「管理」などですが、これがビジネスシーンに転用され、現在通用している「企業におけるマネジメント」とは、「経営管理」や「組織運営」といった意味を指します。

　まず、マネジメントには計画、組織、指導、統制の4つの基本的な機能があります（図19）。計画は目標を設定し、その達成方法を考える段階です。組織は、目標達成のためのリソース（人材、設備、資金など）を配置するプロセスです。指導は、チームを動機づけ、目標に向けて導くことを意味し、統制は進捗をモニタリングして必要に応じて軌道修正することを含みます。

歯科医院を成功に導くマネジメントとは

　歯科医師にとってのマネジメントは、何も治療に関係することだけではありません。戦略的な思考力も必要で、長期的な目標と短期的な目標をバランス良く達成するための計画を立てることが求められます。たとえば、医院のスタッフのスケジュール（シフト）調整、在庫管理、患者さんとのコミュニケーション、財務管理なども含まれます。これらの活動を効率的に行うためには、歯科医師自身がマネジメントの知識とスキルを身に付けておくことが必要です。

　効果的なマネジメントのためには、まず患者さんのニーズを深く理解することが不可欠です。患者さんが求める治療やサービスを的確に把握し、その期待を超えるケアの提供が求められます。なお治療は一人ではできませんので、メンバーとのチームワークがカギを握ります。チームメンバーのモチベーションを高め、彼らの強みを最大限に引き出せる環境づくりはリーダーの役割です。良好なチームワークは、患者さんに提供するサービスの質を向上させます。

　また、歯科医師は治療の判断を担う立場からリーダーシップが求められます。チームを導き、ビジョンを共有し、問題が発生した際に迅速かつ効果的に対応する能力が求められます。

　歯科医師にとってのマネジメントは、日々の治療と同じくらい重要な役割を果たします。また効率的で質の高いマネジメントは、患者さんの満足度を高め、スタッフの働きがいを向上させ、最終的には医院全体の成功につながります（図20）。

図20　歯科医院を成功に導く「ヒト・モノ・カネ」のマネジメント

要素	対象	マネジメントの視点からの重要性
ヒト	スタッフや患者さんなど、医院にかかわるすべての人々	スタッフのスケジュール管理、トレーニング、モチベーション向上などが重要
モノ	医療機器、薬剤、消耗品、施設など	在庫管理、設備のメンテナンス、効率的な利用計画
カネ	医院の財務状況、予算、資金	コスト管理、財務分析、予算の策定と配分

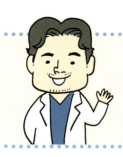

マネジメントに重要な「ヒト・モノ・カネ」

マネジメントにおいて特に重要なものが「ヒト・モノ・カネ」の適切な配分です。これらの要素のバランスを適切に保ち、効果的に管理することが、歯科医院における成功のカギとなります。

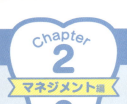

Chapter 2 マネジメント編

▶▶▶ 6. 大学では教えてくれない経営学

カネのマネジメント
資金繰りがうまくいかなければ、歯科医院も倒産する時代

図21　歯科医院売上のキャッシュフロー

①売上高 保険収入 自費収入 物販・金属代	②変動費 材料代・歯科技工代・外注費	
	④固定費 人件費・家賃・光熱費・広告宣伝費・交通費・接待交際費・保険料・会議費・消耗品・福利厚生・減価償却費・管理所費など	③粗利 売上高－変動費
		⑤利益 粗利－固定費 ＝ 歯科医院に残るお金

歯科医院のお金の流れ（キャッシュフロー）を理解しよう

　ヒト・モノ・カネのなかでも、最初に知っておくべきことが、お金の流れ（キャッシュフロー）です。どんなに優秀なスタッフを雇っても、どんなに最先端の医療機器を導入しても、お金の流れを把握せず歯科医院に利益が残らなければ、組織として存続できません。医療法人は株式会社などの営利法人とは異なり非営利団体とされ、余剰金の分配などは禁止されていますが、歯科医院もあくまで企業体の1つです。しっかりと毎月利益を確保しなければスタッフへの給与の支払いや借入金の返済が滞り、倒産（閉院）に追い込まれてしまう可能性もあります。

　そこでまずは医院のキャッシュフローについてしっかりと把握していきましょう（図21）。歯科医院における収入は治療費と物販の売上（①）です。そこから、まず変動費（②）とよばれる売上に比例して増減する経費が差し引かれます。具体的には材料代・歯科技工代・外注費などが含まれます。売上高から変動費を差し引いたものを粗利（③）といい、この粗利が毎月かかる経費を上回れば利益が残ることになります。この毎月かかる経費を固定費（④）とよび、人件費や家賃などが含まれます。

　最終的に売上高－変動費－固定費＝利益（⑤）となります。

損益分岐点を把握しよう

損益分岐点とは、ある期間において収入と支出がちょうど釣り合う売上高のことを指します（図22）。つまりこの損益分岐点を越えれば、歯科医院は黒字を達成するということになります。一方で、損益分岐点に未到達であればその分だけ、運転資金（事業継続のための資金）から支出を賄う必要があり、この運転資金が枯渇すると歯科医院は「倒産」ということになります。

したがって、まずは歯科医院が毎月どれだけ売り上げれば存続可能なのか？という損益分岐点を明確にすることが重要です。この分岐点は、診療報酬の設定や1日に必要な患者数の目標など、医院の運営における具体的な指標を設定する際の基準となります。

歯科医院を拡大したり、大きな設備投資を行った際には、損益分岐点も変動しますので、医院のキャッシュフローは定期的に見直すことが重要です。

図22 損益分岐点のイメージ

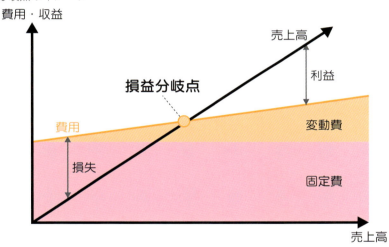

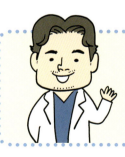

歯科医院のキャッシュフローは定期的に見直そう

歯科医院の財務状況を把握するためにも毎月チェックすべき項目をあらかじめ決めて、その数値を見て医院全体の体制やルールなど修正・改善を図ることが重要です。

Chapter 2 マネジメント編

6. 大学では教えてくれない経営学

ヒトのマネジメント

人材が不足している時代に、いかに長く働いてもらえるかを考えよう

ヒトのマネジメントで差をつける

　開業した歯科医師の多くが、「人のマネジメントの苦労に絶えない」と口を揃えます。歯科医院で雇用しているスタッフをどうマネジメントしていくか、というのは質の高い臨床をすることよりもはるかに難しいことかもしれません。なぜなら、相手は他人であり、自分が思うように動いてくれるとは限らないからです。

　また、今後日本は人口が減少していくため、ますますスタッフを雇用するのが難しい時代になります。そのため、いかに一度雇用したスタッフに長く勤めてもらうかが重要になるでしょう（図23）。では、経営者としてスタッフに長く勤めてもらうには、どのようなことに配慮すべきでしょうか？ ヒトのマネジメントにおける順序について考えてみましょう。

ヒトのマネジメントを考える5つの手順

1．最初は適材適所を心がける

　開業まもない頃は少人数のスタッフでのスタートになりますので、各スタッフの強みや得意なことを把握し、適材・適所の配置を心がけましょう。そのためには、性格診断のようなツールを利用することも有効です。当院では、就職したスタッフには必ず「ストレングスファインダー」という、その人の強みを見出す診断ツールを実施しています。

2．リーダーとしての資質を磨く

　まずは、あなた自身がスタッフからついていきたいと思われるリーダーになる必要があります。そのためには、つねに「自責の念」（人のせいではなく自分の責任であるという意識）をもって、スタッフが働きやすい環境づくりを怠らないようにしましょう（リーダーシップについては後に詳細を述べます）。

3．居心地の良い環境づくり

　コンビニの店舗数よりも多い歯科医院ですから、いまだに劣悪な環境での労働を強いている歯科医院も少なくありません。実際、スタッフ（特に歯科衛生士）は不信感が募ればすぐに退職してしまうのが今の時代です。どこの歯科医院でも歯科衛生士や歯科助手不足に悩んでおり、歯科衛生士に至っては圧倒的な売り手市場（歯科医院数に対して就労歯科衛生士が圧倒的に少ないため）です。長く勤務していただくためにも、労働環境を整えるほか、時代に合わせて福利厚生を充実させることで、スタッフが居心地良く働ける歯科医院づくりを心がけましょう。

4. 歯科医院のコンセプトを共有する

自院がどのような特長をもって、どんな患者さんをターゲットにしているのか、しっかりと院長の口からスタッフに伝えることが重要です。新入社員には初期研修などを行ったり、定期的な研修の時間を設けることで、繰り返し自院のコンセプトを共有しましょう。スタッフのモチベーション維持につながります。

5. 目標を与え、成長できる場を提供する

人は自分が成長することに喜びを感じます。たとえば歯科衛生士には学会の認定歯科衛生士、歯科助手や受付には滅菌技士（技師）や秘書検定などの資格を取得することを奨励し、取得したら資格手当として給与に反映することで、目標をもち"働きがい"を感じやすいようにすることも重要です。

図23 スタッフをファン化するための3つのステップ

ステップ1	歯科医院が提供する価値の明確化
ステップ2	経営者みずからの価値と発信と対話
ステップ3	患者さんに共感してほしい価値と院内のすべてのことが矛盾してない状態

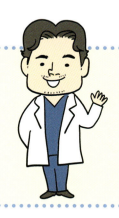

ヒトのマネジメントを考える5つの手順

① 最初は適材適所を心がける
② リーダーとしての資質を磨く
③ 居心地の良い環境づくり
④ 歯科医院のコンセプトを共有する
⑤ 目標を与え、成長できる場を提供する

Chapter 2 マネジメント編

▶▶▶ 6. 大学では教えてくれない経営学
マーケティングとブランディング
自院の強みと患者さんのイメージを一致させることが重要

図24 集患のためのマーケティング戦略

・ホームページ
・SEO対策
・MEO対策
・リスティング広告
・ポータルサイト
・SNSアカウント

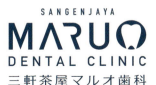
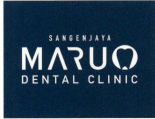

写真は三軒茶屋マルオ歯科で使用しているロゴ

マーケティングは購買活動

　マーケティングとブランディングはどちらも経営を学ぶうえで欠かせない用語ですが、正しい定義をご存じない読者も多くいらっしゃるのではないでしょうか。マーケティングとは簡単にいうと、顧客に商品を買ってもらうための活動です。歯科医院の場合、商品は「治療・施術・歯科用品」です。これを患者さんに「購入」してもらうための、活動全般をマーケティングといいます。

　歯科医院の場合、ネット通販での販売はありませんので、患者さんに来院していただかないことには商品は売れません。つまり、歯科医院の場合のマーケティングは、患者さんに来院してもらうこと、すなわち「集客（患）」が最初のステップになります（図24）。

マーケティングの第一歩としてホームページを制作しよう

　集患のためにも、まずは自院のホームページを制作し、特徴や強みをアピールしましょう。自費診療主体であれば、これまでの治療の実績や治療における方針、治療費の目安などを掲載し、患者さんが安心して治療を受けられる情報を提供しましょう。これらが歯科医院におけるマーケティングになります。

　特に近年では、スマホで検索する患者さんが圧倒的に増えており、集患において検索時の上位表示やスマホで表示した時の見やすさ（Webサイトのスマホ対応）は非常に重要です。マーケティング戦略で機会損失しないためにも、これらに対するアップデートはつねに意識しておく必要があるでしょう。

広告とPRの違い

　一般的にPRの目的は、自社のサービスや商品を広く一般消費者に認知してもらうためです。一方広告は、特定の商品やサービスを需要のありそうな購買層に知ってもらって購入してもらうという目的の違いがあります。お金を払って自院を宣伝したとすれば、「広告」に該当し、インフルエンサーなどだれかに自院の宣伝を依頼すれば、それは「PR」に該当します。いずれにしても、マーケティングとは歯科医院側から患者さんに向けて情報発信していくことが主体の活動となります。

ブランディングとは？

　ブランディングとは、簡単にいうと「差別化」です。具体的には、自院が他院にはない独自性を患者さんも十分に理解している状態が「ブランディングが確立している」状態です。当院を例に挙げますと、当院の理念である「質の高い治療を提供する」ということを発信するのがマーケティング、患者さんから「マルオ歯科では質の高い治療を提供している」と安心や信頼を与えるのがブランディングです。またブランディングを行うにあたり、自院がターゲットとする患者層を明確にすることが重要であり、患者さんにブランド価値を認めていただくには、治療内容やクオリティ・サービスを含めた総合的なものが患者さんの期待どおり、またはそれ以上である必要があります。

　しかし、実際に来院した患者さんが歯科医院での経験をとおして、初めてブランディングが確立するため、一朝一夕にできることではありません。そのため、歯科医院のブランディングは院長1人が頑張ってなし遂げられるものではなく、スタッフ全員が歯科医院のコンセプトを十分に理解する必要があります（図25）。

図25　ブランド価値知覚の構造

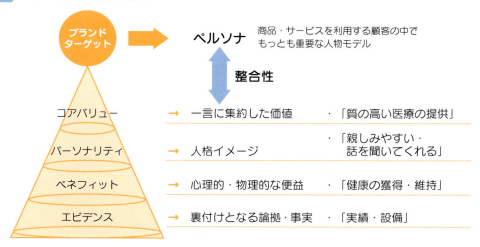

Chapter 2 マネジメント編

▶▶▶ 7. 大学では教えてくれない開業準備

そもそも開業は正解か？
人口減少で患者さんが減る時代でも勝てる秘策は？

図26 開業医と勤務医の違い

	開業医	勤務医
借　金	6,000万円～無限大	なし
給　料	600万円～制限なし	400～1,200万円
スタッフ管理 （求人・給与・福利厚生）	あり	なし
資金繰り	あり	なし
設備投資	あり	なし
トラブル時の責任	あり	なし
倒産リスク	あり	なし
自由時間	少ない→多い	多い
ストレス	大！！！	中！

開業は勤務医のゴール？

　本章では、開業について解説していきます。そもそも開業は勤務医のゴールなのでしょうか？これまでも述べてきたように、今後日本は少子超高齢化・人口減少によって、患者さんを集めたりスタッフを雇用したりすることが非常に難しくなっていきます。脅すわけではありませんが、そんな時代のなかで多額の借り入れ（開業地や坪数など、歯科医院のコンセプトにもよりますが1億円近いケースも少なくありません）をしてまで開業することは、あなたにとって<u>本当に正解なのかよく吟味する必要がある</u>と思います。

　もし、現在勤務医として働いていて待遇にある程度満足しているのであれば、リスクを負ってまで開業する必要はないかもしれません。開業することで、自分の所得を上げたり、自由な時間を確保できたりする可能性が高い一方で、借金返済や人のマネジメントなどによるストレスも比例して大きくなるかもしれません。

　自分の城をもちたい！という気持ちはわかりますし、著者自身もそう思い開業しました。自分の裁量でデザインから設備投資までカスタマイズできることは、モチベーションにもなります。しかし、開業と同時に雇用するスタッフの人生を背負う立場になるため、責任も非常に大きくなります。

　開業するためにはかなり入念な計画・戦略を立てることが重要です（図26）（詳細は、次ページ以降で述べていきます）。

成功の近道は時代に沿った経営戦略

　歯科医院を開業する際は、「どこで」「だれに」「何を」提供するかという3つの要素の組み合わせがきわめて重要です。例として、都市部での開業を考える場合、義歯の提供よりもインプラント治療や審美修復治療、矯正歯科治療などの需要が高まります。これにより、ターゲットとする患者層は20代から60代に広がり、ホームページやSNSを活用したマーケティングが効果を発揮するでしょう。一方、地方で開業する場合は、義歯や訪問診療を主要なサービスとし、地域イベントへの参加や看板を使った地域密着型のマーケティングがより効果的です。このように、立地と患者層、提供するサービスを適切にマッチングさせることが成功への近道です。

開業前に自分の希望や考え方を整理しよう

　開業を検討する前に、まずは自分自身と向き合い、考えを整理しましょう。自分が本当に望むことや、住みたい場所、必要な収入、家族の幸せについて考え、家族ともよく話し合ってください。一度開業すると、容易に方向性を変えることは難しくなります。それはある意味で、その地に根を下ろすという覚悟が必要です。

　どのように自己を差別化できるか、じっくりと考えることが成功へのカギです。

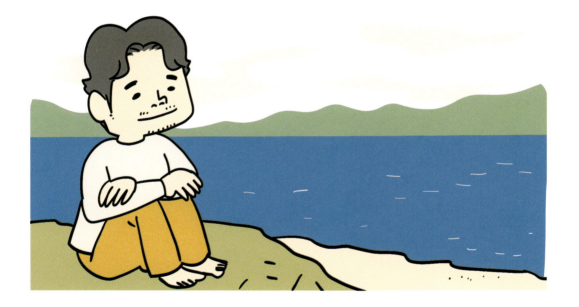

Chapter 2 マネジメント編

▶▶▶ 7. 大学では教えてくれない開業準備

開業において重要なポイント
場所・コンセプト・強みが大事！

図27　開業地域による特徴

	都　心		郊外（地方都市）		田　舎
	駅　前	住宅街	駅　前	住宅街	駅　前
形　態	テナント賃貸	テナント賃貸	テナント賃貸	テナント賃貸 土地建物	土地建物
集患範囲	広い	狭い	広い	狭い	広い（車社会）
対象者	近隣住民 勤務している人	近隣住民	近隣住民 勤務している人	近隣住民 訪問介護	全住民 訪問介護
競　合	多い	少ない	多い	少ない	場所による
専門性	高い	低い	高い～低い	低い	高い～低い
拡張性	低い	低い	低い	あり	おおいにあり

「場所」の選定

　歯科医院の開業に重要な要素として、「場所」「コンセプト」「自分の強み」という3つが挙げられます。まず「場所」の選定は歯科医院の成功にかなり直結する要素です。治療を求める患者さんがどの地域に多いのか、またその地域の競合他院の状況はどうか、交通の便は良いかなど、多角的に考慮する必要があります。立地の良い場所を選ぶことは、開業後の集患効率に大きく影響してきます。良い場所はすぐに決まってしまう可能性がありますので、可能な限り自分でこまめに不動産賃貸サイトをチェックし、良い物件があったらたとえ内見できなくても、とりあえず申し込みをしましょう（駅近などのアクセスの良い物件は内見できる状態になる前に決まってしまうことがほとんどです）。業者などが提案してくる空きテナントは、さまざまな業種がスキップした物件の場合もあるので、本当に歯科医院の開業場所として適しているかはよく検討しましょう（図27）。

　地方では土地・建物で開業するケースもありますが、今後人口は減少していくことを考慮すると、最初から大規模に展開するのはあまりお勧めしません。また拡張性をもたせたデザインにするなどの工夫が必要です。

「コンセプト」を決めよう

　次に「コンセプト」を決めましょう。これは歯科医院の個性や特色を示し、何を強みとして事業展開するのかを明確にします。たとえば、小児歯科や矯正歯科など特定の分野に特化することも1つの方法です。また、予防歯科を前面に出し、定期的なメインテナンスを推奨するなど、患者さんにとって選ぶ理由（メリット）を訴求することが大切です。コンセプトやターゲット層が明確であればあるほど、患者さんから選ばれやすい歯科医院となります。

自分の「強み」を活かそう

　最後に、自分の「強み」を活かすことを考えましょう。これは自身の専門性や得意とする治療方法、さらには人柄やコミュニケーションスキルにも関連します。たとえば、高い技術力をもっている場合はそれを強調することで患者さんに安心感を与えることができます。また、温かみのある接客やコンサルテーションが得意なら、それを強みとして歯科医院の信頼性を高めることができるでしょう。

　これら3つの要素は相互に重なり合いながら、歯科医院の成功に寄与します（図28）。自分の強みとコンセプトを活かすためには、そのターゲットとする患者さんの母数が多い場所で開業することが重要です。たとえば、義歯が得意な人は高齢者の多い郊外や地方で、審美を得意とする人は都心で開業する方がパイを獲得しやすい（集患しやすい）でしょう。

図28　開業において重要な3つのポイント

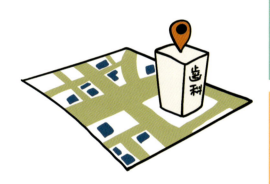
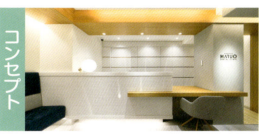
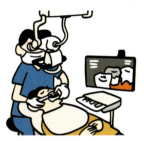

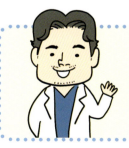

成功のための3つのポイントを押さえよう

適切な「場所」選びとユニークな「コンセプト」で集患を成功させ、そして自身の「強み」を活かすことが歯科医院の発展へとつながります。

7. 大学では教えてくれない開業準備

開業までの流れ
場所が決まる前にできることはやっておこう！

開業場所が決まる前にすべきこと

　開業に向けての準備は、現職を続けながら進めることになりますので、場所が決まった後は特に忙しくなることが予想されます。そのため、先に進められる準備は済ませておいた方がその後がスムーズです。
　具体的には、歯科医院のコンセプトの策定、自費診療のメニュー検討、必要なツールの作成、内装のイメージづくり、事業計画の策定などが挙げられます。これらの情報を Keynote や PowerPoint などのプレゼンテーションソフトにまとめておくと、タスクの管理がしやすくなり、場所が決まった後の作業が円滑に進められるでしょう（図29）。

場所が決まったら、まずは開業前の資金調達

　開業場所が決まったら、まずは不動産契約をするための資金調達です。潤沢な自己資金があればその限りではありませんが、多くの場合は銀行に融資を交渉する必要があります。なお、融資が決定するまでは不動産契約ができません。融資の決定に時間がかかってしまうと、最悪の場合、不動産契約が締結できないことがありますので、この交渉は速やかに行えるように交渉材料は整理しておきましょう。あらかじめ会計事務所とやりとりをしておき、この工程はスムーズに進められるようにしましょう。

開業前の融資交渉と内装計画

　開業に向けて、銀行との融資交渉や不動産契約を進めると同時に、内装デザインに関する打ち合わせも重要です。これらの打ち合わせは施工業者やデザイナーと行います。不動産契約が完了したら、速やかに内装工事に取り掛かれることが望ましいです。そうすることで物件が空いている間に発生する賃料（空家賃）を抑えることができます。
　計画段階で、あらかじめ決めておいた歯科医院のコンセプトや内装イメージを施工業者やデザイナーに伝え、診療スタイルに適したデザインに設計してもらうことが重要です。また、内装デザインに影響を与える可能性がある大型機器、たとえばユニットやCT装置などの選定もこの時期に行います。

機器選定の事前準備

内装工事を開始するまでの間は、多くの決定事項が立て続けに発生します。そのため、場所の決定前には、使用する機器の選定も大まかに行っておくことが推奨されます。これにより、内装工事開始後にスムーズに次のステップへ移行できるようになり、時間とコストの節約につながります。

ホームページの準備と開業直前の重要なステップ

新しく作ったホームページは、検索エンジンで上位に表示されにくい特性があります。そこで、歯科医院の住所が決まった時点で、早めにホームページのドメインを取得し、トップページだけでも完成させて公開することが幸先の良いスタートダッシュにつながります。この際、歯科医院名も決定している必要がありますが、歯科医院名については保健所に確認する必要があるため、事前に確認を行いましょう。

その後は、材料や機材の細かな選定、スタッフの採用と研修、許認可申請など、多くの準備が必要となり、非常に忙しい日々が続きます。そのため、開業の1〜2か月前には開業準備に専念することをお勧めします。

図29 開業までの全体の流れ

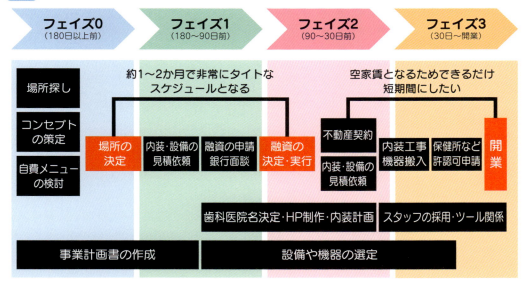

7. 大学では教えてくれない開業準備

開業に必要なチーム構成
ディーラー・会計士・内装業者がポイント！

開業時におけるチームワークと外部協力者の重要性

　開業は個人の努力だけでは実現しません。成功へ向けては、多くの業者と協力して効果的に開業準備を行う必要があり、そのプロセスを統括するリーダーシップが非常に重要です。開業にあたって中核となる専門家と工程スケジュールは以下のとおりです（図30、31）。

１．ディーラーの開業担当者
　歯科医院に不可欠な機器や材料の選定は、専門知識をもつディーラーの開業担当者によって行われます。これらの専門家は、最新の歯科機器に関する豊富な情報を提供し、歯科医院のニーズに最適な製品を選ぶ手助けをしてくれます。彼らの知識は、コスト効率良く質の高い設備を整えるために不可欠です。多くの場合、勤務医時代に勤務先に出入りしている業者と相談し、開業担当者を紹介してもらうのが一般的ですが、そのような相談をする際は勤務先の院長に相談・報告を怠らないようにするとスムーズにいくでしょう。

２．会計事務所の専門家
　開業資金の調達は、開業準備のなかでも特に重要な部分です。会計事務所の専門家は、銀行などの融資機関との交渉をサポートし、適切な資金調達計画を立てるための財務アドバイスを提供します。彼らの専門的な知識と経験は、スムーズで有利な融資条件の獲得に貢献します。

３．施工業者
　歯科医院の内装デザインと施工は、患者さんに与える第一印象を左右し、快適な治療環境を提供するためにきわめて重要です。施工業者は、機能的かつ魅力的な空間の創出を担当します。一部の施工業者はデザインも提供しますが、場合によっては専門のデザイナーを別途雇用することもあります。
　特に、コンセプトとして専門性の高い自費を中心とした歯科医院においては、内装はブランディング構築においても非常に重要となりますので、専門のデザイナーに依頼することをお勧めします。

　これらの専門家と協力し、各ステップで彼らの意見を取り入れながら進めることで、開業準備はより能率的に進行します。リーダーとしては、これらの多様な専門知識を統合し、チーム全体を指揮する能力が求められます。

図30 開業時に協力者となる外部関係者

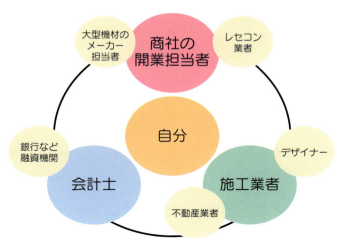

『なぜ自費率50％の歯科医院をめざすのか』より引用・改変

図31 開業までのガントチャートの例

タスク・業務	1月	2月	3月	4月	5月	6月	7月	8月	9月	10月	11月	12月
開業コンセプトの策定												
内装イメージ												
事業計画書の作成												
場所探し												
設備・機器の選定												
場所の決定				■								
内装・設備の見積もり依頼												
HP制作												
内装打ち合わせ												
銀行面談・融資申請												
融資の決定												
融資の実行												
不動産契約							■					
内覧会手配												
内装工事												
院内で使用する書類などの作成												
スタッフ募集・面接・採用												
機器搬入												
保健所などの許認可申請												
初期研修												
内覧会開催												
開業											■	

『なぜ自費率50％の歯科医院をめざすのか』より引用・改変

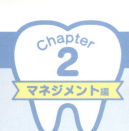

7. 大学では教えてくれない開業準備

開業に必要な資金と事業計画書
拡張を見据えたスモールスタートがおすすめ

不動産関係にかかる費用

　新しいビジネスを開始する際には、通常、銀行や他の金融機関からの借入れによって必要な資金を調達します。本稿では、必要となる資金の概算について説明します（図32）。

　まず、不動産関連の費用が大きな部分を占めます。例として、東京都内で広さ30坪のテナントを借りる場合を想定してみましょう。坪単価が約2.6万円とすると、月額の家賃は約80万円となります。保証金として8か月分、礼金として1か月分、前家賃3か月分、不動産仲介料1か月分とすると、不動産関係の費用で13か月分＝1,040万円が不動産契約時に必要ということになります。そのため、銀行からの借入れをスムーズに行い開業に移行するためには、個人での貯蓄も重要です。開業前の貯蓄額として1,000万円ほど用意しておくことが推奨されています。なぜならば、自己資金がある程度確保されていたほうが、金融機関からの融資も比較的とおりやすいからです。

内装と機器の選定

　不動産契約が終了したら、次は内装工事の見積もりを進めます。歯科医院の内装は、そのコンセプトやブランディングに大きく寄与し、自費率にも影響を及ぼします。そのため、施工業者には歯科医院のコンセプトを明確に伝え、理想どおりの内装を実現することが重要です。

　内装工事の計画が整ったら、必要な医療機器の選定に移ります。治療を開始するために必要な基本的な機器（ユニット2、3台、X線CT装置など）と、後から追加購入しても間に合う機器（マイクロスコープや口腔内スキャナなど）を区別し、優先順位をつけましょう。なお、欲しい機器すべてを購入することは現実的ではありません。特に、銀行からの借入上限が一般的に1億円前後であることを考慮し、資金計画を立てて選定することが重要です。

事業計画を作ろう

　事業計画書は、開業にあたり必要な計画と予測をまとめた重要なドキュメントです。また、あなたの歯科医院がどのように運営され、収益を上げるかの信頼性と実現性を説明する資料です（図33）。銀行や投資家は、この計画書をもとに融資を行うに値するか判断するため、数字に裏付けされた確かな計画であるほど、融資の承認が得られる可能性が高まります。さらに、事業計画書は開業後の指針となり、計画どおりに事業が進行しているかを定期的にチェックする基準ともなります。

図32 開業時に必要となる資金概算

項　目	内　訳	価格（単位：万円）
不動産関係 （家賃80万円と仮定）	保証金（8か月分）	640
	礼金（1か月分）	80
	前家賃（3か月分）	240
	不動産仲介料（1か月分）	80
内　装	30坪（坪単価100万円）	3,000
機材関係	口腔内スキャナ（補綴用）	400
	口腔内スキャナ（矯正用）	350
	コーンビームCT	1,000
	ユニット（3台）	1,200
	その他機材・材料など	1,000
	マイクロスコープ	500
運転資金		1,000
合　計		9,490

図33 事業計画書に含めるべき主要な要素

要　素	内容と目的
①院長プロフィール	経歴：開業に至るまで経緯、思い。 資格：専門医などの強みや特徴。
②市場分析	対象市場：地域や特定の患者層。 競合分析：近隣のクリニックや類似サービス。 目標顧客層：年齢、性別、所得層など。 市場ニーズ：どのような歯科治療やサービスが求められているか。 トレンド対応：最新の歯科治療技術や顧客ニーズに応じたサービス提供。
③組織構造	組織図：クリニックの組織構造。 役割分担：各スタッフの責任範囲。 主要メンバー：運営を担当する主要スタッフの紹介。
④サービスと商品	提供サービス：歯科治療、予防ケアなどのリスト。 競争優位点：独自の治療法や特別な顧客サービス。
⑤マーケティング戦略	顧客獲得方法：オンラインマーケティング、地域社会との連携など。 プロモーション戦略：割引キャンペーン、情報提供セミナー。 客単価向上：リピート顧客を増やす戦略。
⑥財務計画	初期投資額：設備投資や内装費用。 収益予測：月間・年間収益の見込み。 損益計算：収支のバランス。 キャッシュフロー：入出金の流れ。 投資回収期間：利益が投資額を超えるまでの期間。

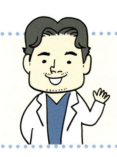

適切な財務計画なくして経営の成功はない

事業計画のなかでも特に銀行融資の申請時に重要なのが、市場分析と財務計画です。損益分岐点となる月商と分岐点を超えるまでの見込み期間を明記しましょう。

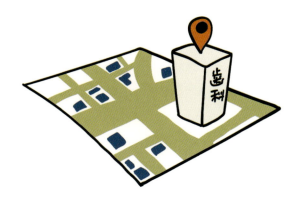

リーダーシップ編

8. 歯科で指導する立場になるためのリーダーシップ

9. 学術論文・ガイドラインの読み方講座

10. 治療計画の立案・コンサルテーション

Chapter 3

8. 歯科で指導する立場になるためのリーダーシップ

リーダーシップがなぜ必要なのか？
資金繰りがうまくいかなければ、歯科医院も倒産する時代

歯科治療は1人ではできない

　歯科治療は単独で行う作業ではありません。患者さんを含め、受付スタッフ、歯科助手、そして歯科衛生士など、スタッフとワンチームになって協力して治療を完遂します。歯科医師はこのチームの中心であり、明確な指示と適切な管理を担います。そのため歯科医師は、患者さんの問題を効率的に解決へと導くため、ただの技術者ではなくすぐれたリーダーシップを発揮する必要があります。歯科医療を円滑に進めるためには、歯科医師のディレクション能力が重要になります。

リーダーシップを発揮する場面

　歯科医師がリーダーシップを発揮する場面は多岐にわたりますが、主に以下のようなシナリオでその能力が試されます。

1．治療計画の立案と説明
　　歯科医師は患者さんの診断を行い、最適な治療計画を立案します。その計画を患者さんに理解しやすく説明し、同意を得るプロセスにおいてコミュニケーション能力と説得力が求められます。ここでのリーダーシップは、患者さんとの信頼関係を築き、安心感を提供することにつながります。

2．それぞれの役割の明確化とコミュニケーションの促進
　　治療の各段階で、院内スタッフ全員の協力が必要です。歯科医師はこれらのスタッフに対して、日々の業務の指示や役割の明確化を行います。スタッフ間のコミュニケーションを促進し、効率的なワークフローを確立するためのリーダーシップが求められるのです。

3．緊急時の迅速な対応
　　歯科治療中に予期せぬ状況や緊急事態が発生することがあります。たとえば、患者さんが治療中に強い痛みを感じたりアレルギー反応を示した場合、歯科医師は迅速かつ冷静にスタッフに対応を指示して問題を解決します。このような場面で、適切なディレクションを行うことでチームは適切に機能し、患者さんの安全を確保できます。

4．継続教育と技術のアップデート
　　歯科医療技術はつねに進化しています。歯科医師はみずから最新の治療技術や知見を学び、それをチームに伝える責任があります。スタッフ教育を積極的に行い、歯科医院全体のサービスを高いレベルで平準化させるブラッシュアップも院長の役割です。
　　これらの場面では、歯科医師のリーダーシップがチームのパフォーマンスを大きく左右し、患者さんに対する高品質な医療サービスの提供を実現します。

リーダーシップを身につけるためには

リーダーとしての資質を備える重要な要素として、「Aristos（アリスト）」、「Arete（アレテ）」、「Aristeia（アリスティア）」——ギリシャ哲学の3つの概念をご紹介します。まず、「アリスト」は「もっともすぐれた」という意味であり、リーダーとして他者を引きつけ導くためには、特定の分野で卓越した能力や技術を有していることが求められます。

次に、「アレテ」は個人の最大の潜在能力を実現することを意味し、リーダーは自己実現に努めると同時に、倫理的で道徳的な美徳をもって行動することが必須です。これにより、信頼と尊敬を得られます。また、得という意味もあり、その人についていくと得をする・メリットがあるというのも重要な側面です。最後に、「アリスティア」は英雄的な行為を表し、リーダーとしての武勲や証拠があってこそ、初めて人を率いることができるというものです。

これらの古典的な概念を理解し、自身のリーダーシップスタイルに取り入れることは、現代のリーダーにとっても非常に価値のある行為といえるでしょう（図1）。

図1　歯科医師に求められるリーダーの資質

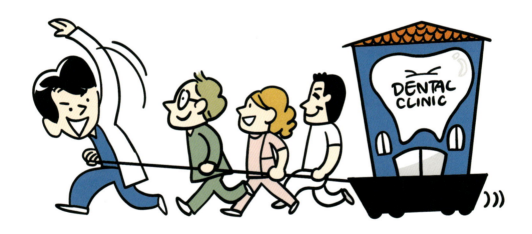

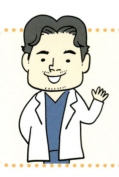

歯科医師に求められる治療のディレクション能力

ディレクション能力は、リーダーが集団や組織を成功に導くために不可欠であり、それぞれが互いに補完しあいながら、リーダー個人の成長とともに集団全体の向上に寄与します。

Chapter 3 リーダーシップ編

▶▶▶ **8.** 歯科で指導する立場になるためのリーダーシップ

○○の「自分」になるために
歯科で指導する立場になるためには自分の代名詞が必要!

その道のエキスパートになるためのトピックを選ぼう

　患者さんの健康観が高まっていくと、専門性が求められる時代になることはすでに述べました。自分が進むべき分野が見つかったら次は、その分野のなかでもとりわけ自分が得意・好きなトピックを1つ決めましょう。たとえば、インプラントという分野を選んだら、その中のトピックとして骨造成やデジタルなどの細分化した分野のエキスパートを目指しましょう。

　著者は、徐々に周囲から「デジタルの丸尾」のような呼称でよばれるようになりました。もちろん、実際の臨床ではさまざまなジャンルの治療を行いますが、発表や講演の際はその1つのトピックに絞って講演することがポイントです。

嫌い・苦手分野の克服よりも好き・得意分野を突き詰めよう!

　以前、歯科大学を卒業し進路に悩んでいる先生から、「学生時代に補綴が苦手だったので、補綴の医局に残ろうと思います」と相談を受けたことがあります。あなたがもし、友人や後輩からこのような相談をされたらどのように答えますか? 私は、「苦手を克服するためにその分野に進む」という方針は絶対に反対です。なぜなら、人は好きなものや得意なものしか頑張れないからです。特に20代を過ぎたら、自分の好みや得意がはっきりしてくるでしょう。20、30代というインプットに適した時期に苦手なものに時間を費やすよりも、ぜひ得意なことや好きなことをさらに伸ばすことに時間を割いてください。

　たとえば、苦手なものを克服しようと補綴科の医局に入ったら、ワックスアップや支台歯形成がものすごく上手で、かつ大好きな同期がいたとします。その同期は、補綴分野が大好きで暇があれば、最新の論文や古典論文を読み漁っています。また、自分の症例を写真で撮り溜め、医局会でも積極的に発表をしています。そんな同期に補綴が苦手な自分が勝てると思いますか?絶対に勝てないですよね?

　人は「好きなもの」「得意なこと」なら夢中になったり、没頭できるのです。

　ぜひ、「自分が好きなものを突き詰める」ということを目指してください。

これなら何時間やっても飽きない

⇅

周りの人からすると努力の天才

人は好きなものには没頭できる

熱中して取り組んできたことで見えた道

　著者は現在、インプラント・デジタル・経営の3つのトピックで講演する機会が多く、ここではそのトピックと出会ったきっかけについて述べたいと思います。

　まず、インプラントとの出会いは、大学院進学時でした。当時、総義歯をメインとした補綴科への進学を検討していた私は、補綴科の准教授であった先生に相談したところ、「これからはインプラントの時代になるから、そっちもおもしろいぞ」との助言をいただき、インプラントの大学院に進学することにしたのです。結果的に、インプラント治療のおもしろさ・奥深さに魅了され、今でも進化を続けるこの学問・治療が好きで仕方がありません。

　また、デジタル技術に魅了されたきっかけは2012年に米国・ハーバード大学に留学した時のことでした。当時のアメリカではすでに口腔内スキャナが臨床応用され始めていた頃で、すごい時代がきたなと興奮したのを覚えています。帰国後の日本では、なかなか口腔内スキャナを臨床で使用することができず苦渋を飲みましたが、2014年頃から日本で初めてTRIOS2（3Shape社）というスキャナを臨床応用する機会に恵まれました。

　経営のトピックでは、ある出版社の編集者の方との出会いがきっかけでした。大学退職後に開業した三軒茶屋マルオ歯科が幸運にも恵まれ、開業から3年でユニット8台・スタッフ30名の規模の歯科医院へと成長し、4年目で法人化・分院展開まで事業を拡大することができました。これが編集者の方の目に留まり、雑誌での連載企画のお話をいただき、最終的には今回のように書籍化までつながったのです。

　著者自身の過去を振り返ってみると、好きで熱中して取り組んできたことで成功体験を重ねることができ、その体験をプレゼンや執筆などで言語化できたことが、今の「〇〇の丸尾」につながっているような気がします（図2）。

図2　〇〇のエキスパートになるためには

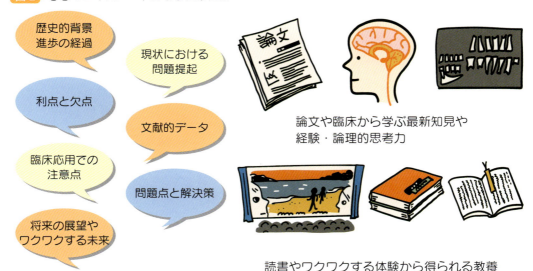

Chapter 3 リーダーシップ編

8. 歯科で指導する立場になるためのリーダーシップ

若くして講師になるための条件
臨床写真とそれを裏付けるエビデンス、そして最後は人間性

教わる立場になるか、指導する立場になるか

　歯科医師という仕事は、「患者さんに治療を提供してお金をいただく」以外に、「歯科医師に有料で技術や知識を提供してお金をいただく」という仕事もあります。スタディグループに所属する、あるいは個人でセミナーを開催するほか企業からセミナーの依頼を受けるといった稼ぎ方があります。逆も然りで、自分が未熟な分野においては、お金を払って学ぶ必要もあるでしょう。このように歯科医師として、教わる立場と指導する立場のどちらになりたいか、自分とよく相談しましょう。

指導する立場になるには言語化できる力をつけよ！

　指導する立場になるには、前項で述べたように「〇〇の自分」になれるほどその道のエキスパートになることが必須です。さらに、臨床記録を写真などに残し、順調な経過を示せることも不可欠です。飛び抜けて臨床にすぐれていれば、技術力だけでも講師として招聘されることもありますが、臨床結果だけで演者として招かれる天才的な臨床家はほんの一握りです。

　では、天才的な臨床家でなくても、指導する立場になるにはなにをなせば良いでしょう？それは、ズバリ「言語化できるかどうか」です。難しい手技などについて、「エビデンスを紐解き論理立てて説明することで、だれもが再現性のある手法を教えられるか」ということに尽きます。ビジネスの基本は「依頼主の悩み事を解決させて対価をもらう」ことです。講師としてお金という対価をいただくためには、「その手技を習得したい歯科医師」に対して「臨床に取り入れられる段階まで引き上げる」指導が求められます。

エビデンスへの造詣を深める

　今後講師を目指す歯科医師にとって、ある特定の分野におけるエビデンスへの造詣を深めることは必須といえるでしょう。古典（クラシック）論文とよばれる、その分野の歴史を刻んできた論文をしっかりとカバーしつつ、最新（カレント）論文にも目を通し、つねに自身の知識をアップデートしましょう。内容を咀嚼し、それを自身の言葉でまとめる力や臨床においてオリジナルの手法へと昇華させる応用力があれば、若くても講師として選ばれるでしょう。

若い歯科医師が陥る落とし穴①、まずは人間性を養え！

著者は35歳くらいから、インプラント、デジタル、経営について講演してきました。そんな私が駆け出しの頃、あるメーカーの営業の方からいただいた忘れられない言葉があります。

私は、あるメーカーの方との酒席で「歯科界で有名になるにはどうすればいいですか？」と質問をしたことがありました。その質問に対して営業の方の答えは意外なものでした。「私たちも人間ですから、どんなに臨床やプレゼンがすぐれていても、私たちをぞんざいに扱う人とは二度と仕事をしたくありません。先生より年配のメーカー担当者に敬語を使わなかったり、命令口調で依頼するのは良くありません。まずは人間性を養ってください」との答えが返ってきました。当時の私は予想外の返答に呆気にとられましたが、今思えば本当に貴重な意見をいただいたと感謝しています。

歯科医師だから自分の方が立場は上だと傲慢になっている先生をたまにお見受けしますが、メーカーの方に上も下もなく、大切なビジネスパートナーです。サポートしてくださる方々に対してリスペクトの心をもちましょう。後にそのメーカーから講演依頼をいただけるなど、構築された信頼関係が次の仕事につながるのです。

若い歯科医師が陥る落とし穴②、中途半端で世に出るべからず

もう1人、貴重な意見をくださったある出版社の編集者の方の言葉を紹介します。前述した内容と同様にまだまだ未熟だった私が「雑誌などの執筆依頼をいただけるにはどうすればいいですか？」という質問をしました。するとその編集者の答えは、「丸尾先生、臨床結果が中途半端な状態で焦って世に出しても良いことはありません。今は、しっかりと臨床写真を撮り溜めてください。中途半端な状態で世に出して批判を受けてしまうと、二度と誌面には出られなくなってしまう先生もいますから」というものでした。ちょうど留学から帰国し、伸びた鼻をへし折られた気持ちでしたが、いまではたいへん感謝しています。

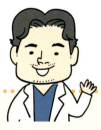

若くして講師になるための条件4選

① 歯科医師のメンターはもちろん、メーカーや出版社の方に対しても敬意を払う
② エビデンスをしっかりと掘り下げ、論理的な説明ができる
③ 臨床結果の成功・失敗に関わらず、臨床写真を撮り溜めて整理する
④ 魅力のあるプレゼンにアウトプットする

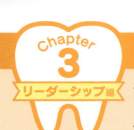

Chapter 3 リーダーシップ編
8. 歯科で指導する立場になるためのリーダーシップ

講師の立場で得られるメリット
人脈が広がり、人材募集も有利に！

効率的に学び知識を蓄える

　指導する立場になるには、当然ながらその分野・トピックについて細部まで理解しているエキスパートになる必要があります。また、自分が理解している手技・知識を論理的に説明することをつうじて、物事を整理し体系的に説明するスキルも自然と身に付くはずです。1つの分野を深掘りした経験は次の学びにも活かせるため、他の分野を学ぶ際に非常に楽になります。

　そして、1つの分野をきわめたら、関連性の高い学術領域についてもぜひ深掘りしましょう。自分が得意とする学問の裾野を広げられるように意識することで、効率的に知識を蓄え、スキルを熟練させることができます。

他のすぐれた講師の講演が無料で聞ける！

　指導する立場になれば、さまざまな先生と一緒に登壇する機会が得られます。当然ですが、受講生は安くはない受講料を払っているのに対し、演者は無料で（お金をもらって）他の講師の講演を聞けるという2重のメリットがあります。

人脈が広がる

　講演が高評価だった場合は、その場で次の講演依頼をいただくことも少なくありません。このように数珠繋ぎで講演が決まっていくと、人脈も広がっていきます。私はほぼすべての都道府県に知り合いの歯科医師の先生がいるため、患者さんが転勤によって通院が困難になったとしても、転勤先から通院できる知り合いの歯科医院を紹介することができます。また、地方の先生が東京に来た際には会食をつうじて情報交換を行うなど、積極的に交流を深めています。人脈が広がると合同でセミナーを開催したり、共同執筆するなど新たな仕事をいただける機会が増えていくのです。

国内外を回れる

　講演の依頼はなにも東京だけではありません。そのため、各都道府県歯科医師会・地方の大型法人のプライベートセミナー・海外への視察やアテンドなど、全国各地に足を運ぶ機会があります。なお2023年は、メーカーからの依頼でスイス・ドイツ・タイなどに行きましたが、すべてビジネスクラスで航空券をご用意していただきました。

　そのため、出張だけで航空会社が発行しているサービスステータスにおいて最高位を取得できました。旅行が好きな私にとって、国内外のさまざまな場所に行き、ご当地グルメも堪能できるのは講演依頼を受ける醍醐味の１つといえるかもしれません。

認知度が高まり、若手歯科医師の見学依頼が増える

　講演や執筆が増えてくると、認知度が高まり、当院で働きたいという若手歯科医師から見学の依頼が増えていきます。歯科医師が減少していく昨今において、自院に関心をもち勤勉意欲の高い勤務医を確保できるというのはたいへんありがたいことです。

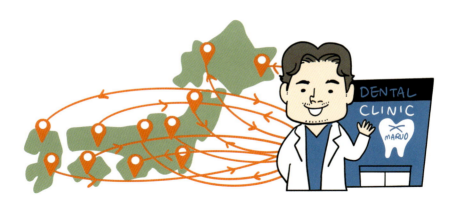

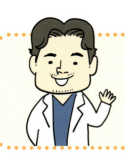

講師になってさらなるレベルアップを目指そう

講師になって得られる学びや人脈は、あなたを数段成長させ、高みへ導いてくれるはずです。著者は先生方の挑戦を応援するとともに、読者のあなたと仕事ができる日を楽しみにしています。

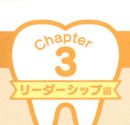

Chapter 3 リーダーシップ編

▶▶▶ 8. 歯科で指導する立場になるためのリーダーシップ

人脈の作り方とパートナーシップの育み方
名刺は必須！ナイスガイでいよう！

まずは名刺を作ろう

　突然ですが、皆さんは名刺をお持ちでしょうか？　ビジネスにおいて、初対面の相手に名刺をお渡しできないことはたいへん失礼にあたります。名刺がなければ会話も発展しませんし、相手の記憶に残ることはまずないでしょう。

　まずは、自分がどんな人間（身分）かを知っていただくためにも名刺は必須ツールです。学会やセミナーなど、初対面の方と会うことが想定される場面には、必ず名刺を携帯しましょう。私はつねに財布の中に4、5枚は携帯し、名刺がない状況が起こらないように心がけています。

　もし、すでに名刺をお持ちでしたらその名刺が貰った人の心に残るような特徴的なものか確認しましょう。著者の名刺は、表面に歯科医院のロゴや名前、メールアドレスと携帯番号、役職や歯科医院の住所などが書かれています（図3）。かつては、裏面に英語表記で同じものを記載していましたが、コロナなどもあり外国人と名刺交換する機会が少なくなったため、現在では裏面に自分のプロフィールを載せています。出身地や出身校などを載せておくと、それが会話のきっかけになり話が盛り上がることもあります。また、少し値が張りますが紙は上質な素材を使用しています。ぜひ魅力のあるオリジナルの名刺を作ってみてください。

　もし、万が一名刺を携帯していなかった場合は後日郵送しましょう。それくらい名刺は大事なものなのです。

名刺をいただいたらお礼のメールをしよう

　いまはもうほとんどしなくなりましたが、若い頃は名刺をいただいたら、翌日にお礼のメールを出していました。「何かあればお気軽にお申し付けください」くらいの簡単なメールでかまいません。次の仕事につながるようなメッセージを添えましょう。メールを一報入れるだけで相手が自分という存在を認識してくれるようになります。

図3　著者の名刺

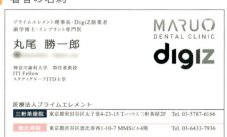

一度挨拶した先生こそ再会時に挨拶しよう

　一度挨拶したことがある相手に対して、相手に覚えられているか確信がもてないことから挨拶をためらってしまう人がいます。しかし、多くのベテランの先生はあなたが思っている以上にあなたのことを確実に認識しています。学会などですれ違ったら声をかけてご挨拶するか、最低限会釈はするようにした方が良いでしょう。

ナイスガイ（人格者）であれ

　メーカーや出版社の方々と良好な関係を育むには、自分の人間性を養う必要があります。まずは最低限のマナーや言葉遣いはマナーとして身に付けましょう。そして、相手に敬意を払うことを忘れずに、日々感謝の気持ちを伝えましょう。会食の際も、「費用はメーカー側がもつのがあたりまえ」と胡座をかいてはいけません。

　あくまでパートナーシップであり、両者の関係に上下はありません。目上の人に対して敬意を払うのは至極当然のことです。そんな関係を継続していくと、「メーカーの人対歯科医師」というより、1人の人間として良好な関係性を築けるでしょう。そんな関係性ができてくると、お互いにプライベートな悩みを相談したり、時に秘密の情報を交換するような場面もでてくるかもしれません。プライベートな会話ができるくらいまで関係性を深められれば、また次の仕事の依頼にもつながります。

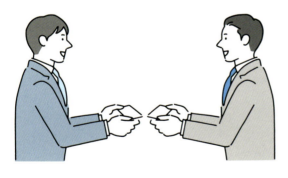

＜名刺の扱い方のポイント＞

- 両手で扱う（立場の下の人から先に渡す）
- 文字が隠れないように端を持つ
- 折れたり汚れたりしないようていねいに扱う
- 相手の名刺は自分の胸より上の位置で扱う

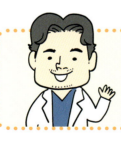

人格者であれ！

ナイスガイ（人格者）な人の周りには、自然と人が集まってくるものです。だれに対しても敬意をもって接しましょう。

Chapter 3 リーダーシップ編

▶▶▶ 8. 歯科で指導する立場になるためのリーダーシップ

その分野に長けた人のプレゼンとは？
聴衆のことを思いやり、プレゼンにストーリーがある！

参加者の理解度に合わせてプレゼンはチューニングすべし

　講演の依頼を数珠繋ぎに受けるためには、当然ながらそこにいる聴衆の多くを満足させる必要があります。しかし、主催者や参加者層によって年齢層やそのトピックについての理解度も異なります。したがって、一度賞賛を得られた講演だからといってタイトルや日付を変えてまったく同じプレゼンをしただけでは、けっして継続した依頼はこないでしょう。

　私が講演依頼をお受けする際は、たとえ依頼テーマが過去に扱ったことのあるテーマであったとしても、聴衆の人数（会場の規模）、年齢層、そのトピックへの理解度（インプラントなら経験年数、経営なら年商）など必ず主催者に問い合わせ、それに合わせてプレゼンをチューニングします。

講演時間に応じて構成は組みなおすべし

　講演時間に応じて、構成は毎度組み直しましょう。まずは、「本日のアジェンダ」として目次の役割を果たすスライドを最初に考えます。そして、トピック移行時にはこのスライドを挿入することで聴衆にプレゼンの現在地を確認してもらいながら進めていきます。特に、90分以上の長い講演になると、聴衆の集中力も持続しません。途中離脱しないように「今何を話しているのか？」を伝えてあげることが重要です（図4）。

起承転結のストーリーを意識すべし

　トピックに対して淡々と進むプレゼンは、非常に退屈で聴衆の睡魔を誘います。そのため、ジェットコースターのように話の内容に抑揚をつけ、起承転結を心がけましょう。たとえば、冒頭の部分で「こんな失敗の経験はありませんか？」など、だれもが経験したことのあるような症例を供覧します。そうすることで、その症例は聴衆にとって自分事になり話に惹きつけやすくなります。

　また、症例を提示する際にもただ口腔内写真を示すだけではなく、患者さんの顔貌写真や治療を受けるに至った背景など、患者さん固有のストーリーを講演に組み込むようにしましょう。聴衆も症例の先に生身の人間がいることを感じやすくなります。

治療戦略は複数のエビデンスを示して解説すべし

近年の執筆・プレゼンにおいて、エビデンス（論文）による裏付けのない治療は認められません。ですが、まだ経験の浅いうちはトピックに関するエビデンスを何本か紹介したうえで臨床例に移っても十分です。ですが、今後その分野の第一人者を目指すのであれば、歴史的背景や近年のエビデンスなどの最新トレンドなども交えながら、自分なりの治療戦略をわかりやすく解説できるようになることが重要です。

期待の高まる未来予測について言及すべし

可能であれば、プレゼンの終盤で今後の展望についても言及しましょう。特にデジタルの発展が目覚ましい昨今ですから、「デジタルやAIの導入によって、治療がこのように変わっていくだろう」という未来予測を述べるのも良いでしょう。

図4　講演時のアジェンダの例

- これからどんな時代になるのか？
- 保険診療と自費診療の違い
- 自費率50％を目指す理由
- 医院のブランド構築とデジタルの活用
- スタッフ満足度を高めるデジタルの活用

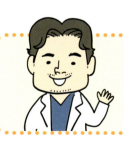

講演は期待感をもたせて締めよう

結びをワクワクできるような期待感をもたせて締めることで、聴衆の満足度も高くなります。

9. 学術論文・ガイドラインの読み方講座

なぜエビデンスが必要なのか？
先人の蓄積したデータを活用し、予知性のある治療を提供しよう

エビデンスの重要性とは

　歯科治療において、患者さんに最適な治療を提供するためにはエビデンスに基づいた治療が不可欠です。エビデンスベースの歯科医療（EBD：Evidence-Based Dentistry）は、科学的根拠に基づいた治療によって主訴の改善を試みるアプローチであり、歯科医師は最新の研究成果をもとに治療計画を立案することで、臨床経験のみに依存しないアプローチが可能になります。ゆえに、再現性の高い最良の治療結果の実現に寄与するとともに、患者さんの高い治療満足度にも貢献します。

エビデンスとは過去の治療結果の蓄積による裏付け

　歯科治療は、機器や材料への依存度が非常に高い医療です。世界中で各メーカーから多種多様な材料が販売されていますが、いったいどれがいちばん質の良い代物でしょうか？　皆さんはどのような基準で材料を選んでいますか？　「自分が勤務する歯科医院で購入している材料だから」という理由で信頼していますか？　それとも、業者にチラシをもって薦められたから信頼して使っていますか？　エビデンスとは簡単にいうと、過去の治療の効果を科学的に検証したものです。

エビデンスはいかにして生まれるのか？

　エビデンスの確立は、基礎的・臨床的な疑問について設けられた仮説について、研究者や臨床家がそれを立証するための研究を行うことから始まります。研究から得られたデータを分析・考察した結果より裏付けられる見解を論文として執筆し、論文雑誌に投稿します。投稿された論文は、その研究トピックに精通したレビューワーによる査読を受けて、矛盾やねつ造などがないかチェックを受けます。修正が必要であれば、都度指摘と修正のやり取り何度か行い、最終的に承認（Accept）されると晴れて論文として雑誌に掲載されます。
　現在、論文はすべて電子化され、その論文雑誌を購読しているとインターネットから閲覧が可能となります（雑誌によっては無料で閲覧できるものもあります）。

エビデンスは鮮度とレベルが重要

　エビデンスは世界中の研究者によってつねに生み出され続けています。そのため鮮度が重要です。たとえば10年前に投稿された論文は、その分野の歴史を知るための古典としては有用であっても、実際の臨床に応用するには古すぎるという場合もあります。できれば5年以内の論文を参考にするのが良いでしょう。また、エビデンスにはレベルが存在します。より信頼性の高い論文雑誌に投稿された、エビデンスレベルの高い文献を引用することが重要です（詳しくは次項で解説します）。

　また、ガイドラインとは、ある分野の診療について、より臨床的なエビデンスをまとめたもので、やや鮮度は落ちるものの非常に信頼性が高く、若い歯科医師はまずこのガイドラインを読むことをお勧めします。

＜エビデンスを学ぶためのオススメ書籍＞

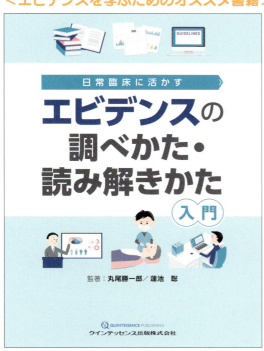

1章　臨床家によるエビデンスの活用
　1-1　なぜ臨床家はエビデンスを活用しなければならないの？
　1-2　臨床家がチェックすべき論文の種類

2章　効率のよい論文検索
　2-1　英語論文検索の基本
　2-2　日本語論文検索の基本

3章　効率よく論文を読む方法
　3-1　専門知識を蓄積＆更新するための原著論文の読みかた
　3-2　クリニカルクエスチョン解決のためのシステマティックレビューの読みかた
　3-3　クリニカルクエスチョン解決のための診療ガイドラインの選びかた
　3-4　臨床へのエビデンス活用術

4章　抄読会の開きかた
　4-1　抄読会の基礎知識
　4-2　抄読会の開きかた
　4-3　開業医のための臨床に役立つ抄読会の続けかた

5章　講演・発表資料への引用のしかた
　5-1　引用と転載の違い
　5-2　引用の注意点と方法

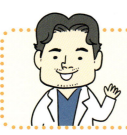

エビデンスに基づく治療を提供しよう

歯科医療は日々進化しています。つねに最新の研究にアクセスし、知識をアップデートする習慣を身に付けましょう！

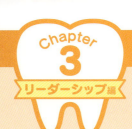

9. 学術論文・ガイドラインの読み方講座

エビデンスレベルを理解する
臨床に応用する際には、エビデンスレベルの高い論文を参考にしよう！

エビデンスレベルはバイアスによって決まる

　エビデンスは研究手法などによってその信頼性が異なり、これをエビデンスレベルといいます。エビデンスレベルを決定づけるのは、「バイアス」です。バイアスというのは簡単にいうと偏見のことで、「論文執筆者の主観ができるだけ少ない＝バイアスが小さい＝エビデンスレベルが高い」ということになります。

　たとえば、自身の行った過去の治療の結果を分析する研究（後ろ向き研究）と、これから始める未来の治療結果を分析する研究（前向き研究）では、どちらがバイアスは小さいでしょうか？　後ろ向き研究の場合、研究者にとって都合の悪い研究データ（治療結果）をあらかじめ排除できる可能性を含んでいます。したがって、前向き研究の方がエビデンスレベルは高いことになります。

メタアナリシス・システマティックレビューが最強

　エビデンスレベルのもっとも高い論文は、メタアナリシスとシステマティックレビューです。これらは、ある臨床的な疑問（クリニカルクエスチョン）に対して、信頼性の高い論文をまとめ、統計学的に解析した論文で、客観的な評価・結論を出す論文となります。このシステマティックレビュー論文は、だれでも自由に書いて良いものではなく、通常は論文雑誌が指定した特定の研究者が依頼を受けて執筆します。膨大な量の論文の中からその分野のスペシャリストによって対象論文が選定され分析がなされるがゆえに、非常に時間を要します。自身の専門分野が決まったら、毎年その分野で発表されたシステマティックレビュー論文は目をとおすようにしましょう。

レビュー論文の引用元となる臨床研究論文

　システマティックレビューの次にエビデンスレベルが高いものが臨床研究論文であり、研究手法によってそのレベルは異なります。なかでも臨床研究論文としてもっともエビデンスレベルが高いものがRCTとよばれるランダム化比較試験です。ついで、コホート研究、ケースコントロール研究、ケースシリーズと続きます（図5）。これらは一般開業医でも執筆可能なもので、これらがレビュー論文の引用元になります。なお、研究手法については前ページで紹介した拙著の『エビデンスの調べかた・読み解きかた入門』を参考にしていただければ幸いです。

動物実験や専門家の意見はもっともエビデンスレベルが低い！

著者が大学院生の時は、ラットを用いた動物実験を行っていました。新薬などの開発研究においてラットやイヌを用いた動物実験は広く行われている研究ですが、生体種が異なるために人間のモデルとしては不十分であることから、残念ながらエビデンスレベルは高くありません。そのため、「イヌでこのような研究結果があるから臨床応用した」という論理はちょっと乱暴かもしれません。

また、専門家の意見も、「その人がやった治療がたまたまうまくいった」「その人の臨床技術が抜群にすぐれていた」という可能性を含んでおり、いわゆるバイアスが非常に大きいため、エビデンスレベルはとても低いことを頭の片隅に入れておきましょう。

図5 エビデンスレベルピラミッド

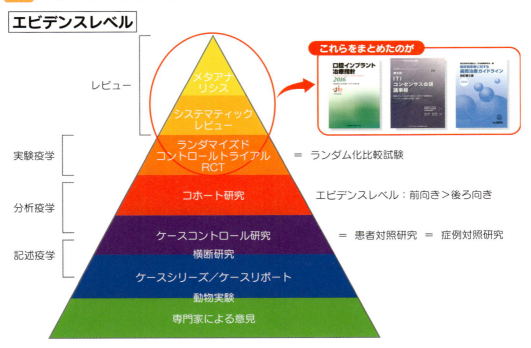

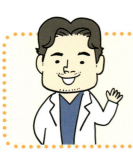

エビデンスレベルの高い論文は積極的に読もう

可能な限りバイアスの排除された論文がエビデンスレベルの高い論文です。自身の専門分野のシステマティックレビュー論文は可能な限り目をとおすようにしましょう。

Chapter 3 リーダーシップ編
9. 学術論文・ガイドラインの読み方講座

学術論文・ガイドラインの選び方
バイアスのかかった情報でないか疑いの目をもとう

エビデンスレベル以外に重要な指標

　エビデンスレベル以外に重要な指標として、インパクトファクター（IF）があります。これは、論文ではなく論文を掲載している雑誌に与えられるスコアで、過去2年間にその論文から発表された総論文数を分母、そのうち他の論文に引用された数を分子として算出されます（図6）。たとえば、Science誌やCell誌などの有名な論文雑誌は投稿することすら非常に難しいのですが、ノーベル賞候補となるような論文が投稿されるため、他の研究者はその論文を引用して自分の論文を執筆します。そのため非常にIFが高くなります。

　歯科の論文においては、世界的な学会を発行している英文論文の方がIFの高い傾向にあり、信憑性は高くなります。一方で、日本の学会が刊行している日本語で書かれた論文雑誌は引用されることがそもそも少ないためIFは低くなります。したがって、より信頼性の高い論文を選ぶポイントは、「IFの高い論文雑誌から、最近5年に出された、エビデンスレベルの高い論文」となります（図7）。

英文論文は読むべきか？

　IFの高い論文はすべて英語で書かれています。そのため、鮮度が高く重要な論文から情報を得るためには、やはり英文論文を読む必要があります。ごく稀に、数年後にガイドラインなどに反映されて日本語に訳される論文もありますが、情報の鮮度という意味では最新とはいえない情報ですので、原則的には英語で書かれた論文を読むようにしましょう。

　英語が苦手な方は、最初は苦労するかもしれませんが、専門用語の単語の意味がわかってくれば、おのずと辞書なしでも読めるようになってきます。あるいは、今の時代ChatGPTなどのAIを活用すればかなり高い精度で翻訳してくれるため、時間がない方はそういったAI翻訳ソフトを利用するのも良いでしょう。

図6　インパクトファクター（IF）とは？？

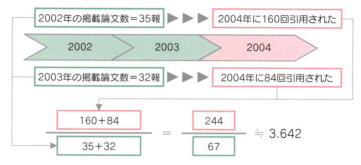

THOMSON REUTERS

著者の考える良い論文の定義

　良い論文の条件の1つとして、良いクリニカルクエスチョン（Clinical Question：CQ）が設定されている、ということが挙げられます。たとえば、「喫煙者がインプラント治療に与える影響はあるのか？」というCQは非常に臨床応用もしやすく、CQへの回答が明解であることが多いです。このように、論文が設定しているCQが実臨床に即しているかが重要です。

　また2つ目は、十分なサンプル数です。臨床研究でもシステマティックレビューにおいても、サンプル数が多ければ多いほどバイアスが少なく、分析結果の精度は高くなります。

　最後に、最新の情報であるかです。前述のとおり論文は鮮度が重要であり、同じCQに対して10年以上前の論文と5年以内に発表された論文では、後者の方が信憑性は高くなります。古典論文としての紹介なら良いですが、臨床応用する論文はできるだけ新しい論文を選択しましょう。

図7 各領域で信頼性の高い論文のまとめ

分野	略称	ジャーナル名
インプラント	COIR	Clinical Oral Implant Research
	JOMI	The International Journal of Oral and Maxillofacial Implants
補綴	IJP	The International Journal of Prosthodontics
	JPD	The Journal of Prosthetic Dentistry
ペリオ	JCP	The Journal of Clinical Periodontology
		Periodontology 2000
エンド	JOE	The Journal of Endodontics
	IEL	The International Endodontic Journal
カリオロジー接着	JDR	The Journal of Dental Research
		Dental Materials

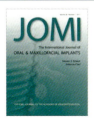 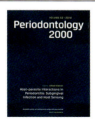 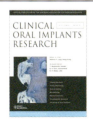 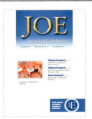

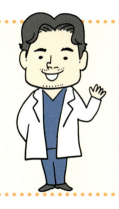

著者の考える論文を選ぶ基準3選

① エビデンスレベル
　システマティックレビューからRCTまで

② 論文雑誌のインパクトファクター
　領域の中で上位3位まで

③ 発行年
　できるだけ鮮度の高い論文を選ぼう

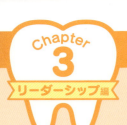

▶▶▶ 9. 学術論文・ガイドラインの読み方講座

論文検索の仕方
PubMedを使いこなそう！

論文はPubMedから検索しよう

　ほとんどの論文情報は、医学分野の代表的な文献情報データベース（PubMed）よりインターネット上のサイトから入手可能です。ここでは論文検索の手順についてみてみましょう。

★ステップ1 PubMedにアクセスして、検索したいキーワードを入力しよう！

★ステップ2 論文をフィルタリングしよう！

　検索結果を見る前に、左段にあるフィルターの「ARTICLE TYPE」から検索したい論文の種類を選択。最新のレビューからチェックすることが効率的なので、「Meta-Analysis」と「Randomized Controlled Trial」と「Systematic Review」にチェックを入れ再検索する。

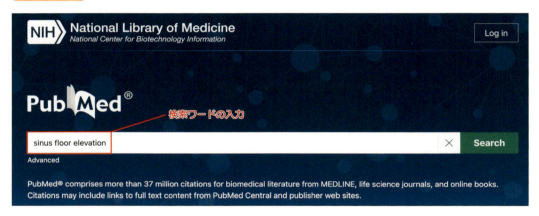

★ステップ3 適した論文を見つけたらアブストラクトを確認しよう！

　検索結果から「タイトル（検索したい内容に近しいか）」「発行年数（5年以内に発行されているか）」、「ジャーナル（IFの高い雑誌か）」などを確認し、適したものが見つかったらタイトルをクリックしてアブストラクトを確認する。

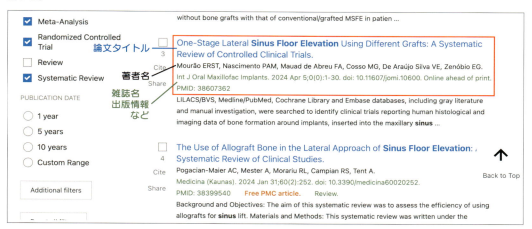

★ステップ4 概要を掴んだら雑誌から購読しよう！

　アブストラクトを読み、結果や結論を確認する。全文が必要であれば、右上の原著論文のリンクへ移動し、雑誌から購読する。

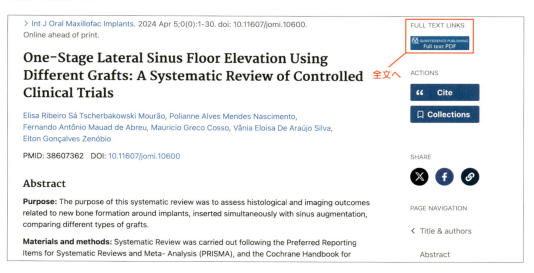

PubMedを活用して自身の専門にかかわる知見やホットなテーマの最新情報を効率良く収集しよう！

Chapter 3 リーダーシップ編

9. 学術論文・ガイドラインの読み方講座

論文の読み方
論文構成を把握し、批判的に読もう！

原著論文と症例報告論文

歯科領域で発表される論文には原著論文と症例報告論文に大別されます（図8～10）。前者はCQに対して、研究・分析を行い、結果・考察・結論を記載したもので、論文の大部分はこの構成となっています。後者は、いわゆるケースレポートで、専門医などを取得する際に必要な論文形式となります。両者とも、題名（Title）・要旨（Abstract）・緒言（Introduction）という前半部分は共通しており、題名は、論文の研究テーマを端的に示すものになります。要旨は、その論文を端的にまとめたものでPubMedでも公開される部分です。緒言は、その研究トピックの歴史的背景や、研究に至った経緯・課題、目的などが記載されます。古典論文を知るには、緒言で引用されている論文を読むと良いでしょう。また、研究目的はほとんどの場合、緒言の最後に書かれています。

図8 論文構成

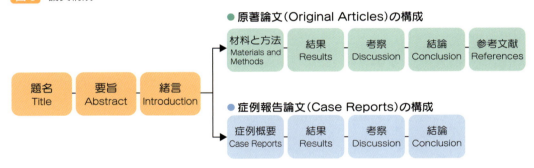

図9 原著論文（Original Articles）の構成

項目	日本語訳	内容
Title	題名	論文の内容をもっとも端的に示す部分。結果を書くこともあるが、基本的には何を調べたかを記載。
Abstract	要旨	論文がもっとも伝えたい内容を簡潔にまとめたもの。
Introduction	緒言	研究背景。なぜこの研究が必要なのか。このパートの最後の文章に目的が記載される。
Materials and Methods	材料と方法	用いた材料や機器と実験方法および評価方法、統計法などが記載。過去に用いられた手法であれば、その引用文献を盛り込む。用いた材料、機器などの写真や実験のタイムテーブルの図など表示。
Results	結果	客観的なデータのみを示す。重要なデータは表やグラフなどにして読者にわかりやすく表示する。統計処理後の有意差などを記載。
Discussion	考察	なぜ、このような結果になったのか？妥当性を述べるパート。他の文献との比較。著者の意見が入ることもある。
Conclusion	結論	目的に対する回答を記載。将来的にさらなる研究の必要性に言及。
References	参考文献	論文を執筆するにあたり参考として引用した論文の一覧。

論文速読の7つのポイント

どんなに英語が得意でも全訳すれば読むのに時間を要します。そこで、著者流の速読のポイントをご紹介します。

①**まずはアブストラクトをおおまかに読む**：この論文を熟読するに値するかどうかを判断しましょう。

②**イントロダクションの最後の文章にある目的を確認する**：目的はイントロダクションの最後の文章にある「The aim（purpose）of this study is ～」という文言を見つけましょう。

③**材料と方法の重要なポイントを確認する**：材料はそこまで熟読する必要はありませんが、観察期間やサンプル数、包含・除外基準などは論文の質を左右するので確認しましょう。

④**結果の図表で有意差が示されている部分と示されていない部分を確認する**：結果に図表がある場合は、どのグループ間に有意差の有無があるのかを確認しましょう。

⑤**図表以外で、重要な結果の記載がないか確認する**：結果の部分は、著者の意向やバイアスがなく、真実のみが記載されているため、熟読するに値します。図表からは読み取れない、重要な結果が記載されていることもありますので、文章にも目をとおして、自分なりに解釈しましょう。

⑥**結論を読む**：考察は長いので、結果を読んだら結論を読んで、著者らの主張を確認しましょう。目的で設定した CQ に対する回答を確認することが重要です。

⑦**疑問点などについての記載があるか、考察を読む**：もし、結果の表現に曖昧さなどがあれば、その曖昧さについて論じている部分が考察にあるかを確認しましょう。特に、考察で述べられている情報は自身の講演のヒントにもなりますので、熟読しましょう。

図10 症例報告論文（Case Reports）の構成

項　目	日本語訳	内　容
Title	題　名	どんな症例なのかもっとも端的に示す部分。症例の特徴を端的に表記する。
Abstract	要　旨	症例の内容を簡潔にまとめたもの。
Introduction	緒　言	症例背景。なぜこの症例を記載する必要があるのか。疾病の頻度、難易度、他の治療法の問題点などを記載する。
Case Reports	症例概要	患者詳細、診査・診断結果、治療計画、術式、使用した材料や機器などできるだけ詳細に記述する。
Results	結　果	どのような結果が得られたのかを示す。
Discussion	考　察	一緒にされることが多い。この症例が学んだこと、得られたこと、著者の主観が入ることが多い。
Conclusion	結　論	

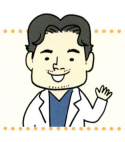

論文を読む際のポイント！

論文は必ず著者の意向が含まれます。結果から客観的な視点で判断することが重要です。

Chapter 3 リーダーシップ編

▶▶▶ 9. 学術論文・ガイドラインの読み方講座

論文を読む際の7つの心得
批判的かつ客観的視点で読むことが重要

その1　エビデンスの信頼性を確認する

　論文検索の時点で、エビデンスレベル・発行年・雑誌のインパクトファクター（IF）を確認し、論文の信頼性を十分に確認しましょう。また、自分のプレゼンで引用する際には、誤解されないように「論文タイトル・発行年・著者・雑誌名」を必ず記載するようにしましょう。また、他者がプレゼンで引用している論文についてもすべてを鵜呑みにするのではなく、エビデンスレベルが信頼に値するものなのかを確認したうえで判断しましょう。

その2　批判的な姿勢で読む

　エビデンスは科学的な解析を行っているとはいえ、著者の主観で書かれている内容も多々あります。たとえば、AとBという薬の効果を比較したとします。著者はBの薬を販売している会社から助成金などの支援を受けている場合、仮に効果に差がなくとも、Bのほうが優位であるかのような書き方や見せ方をする論文も少なくありません。著者の主張を鵜呑みにするのではなくつねに偽りのない結果から見定め、自分なりの解釈ができるようになりましょう。

その3　包含・除外基準を確認

　レビュー論文や臨床研究論文には、必ず包含・除外基準（inclusion/exclusion criteria）が存在します。たとえば、インプラントの骨造成に関する論文で、結果だけ見れば成功率が100%であるものの、実は除外基準の中に喫煙者・糖尿病患者・歯周病期患者と記載され、条件の良い患者さんのみを対象として研究を行っていることがあります。前提条件を確かめてから自分の臨床で応用できるのかを判断しましょう。

その4　評価項目の妥当性を検証する

　論文には「材料と方法（Materials & Methods）」というパートがあり、そこには、使用した材料、研究の手順や評価・分析手法が記載されています。論文を読み始めたばかりの頃は難しいかもしれませんが、数多くの論文を読み重ねていくうちによく用いられる手法をはじめ「この場合はこの方法で評価するのが一般的」という知識や感覚が身についてきます。その研究の評価方法が妥当であるか、他の論文とも比較検証する習慣を付けましょう。

その5　結果の表示の仕方（有意差の有無）に注意して読む

　論文には「結果（Results）」というパートがあり、そこには嘘偽りのない研究の結果のみ（結果と考察は分ける）を記載しなくてはいけません。ある事象（手技）の効果を評価する際には、統計学的有意差（statistical significant difference、通常 p 値＜0.05 の時に有意差ありと判定する）が認められるかを確認しましょう。

その6　他の論文と比較し、妥当性を吟味する

　１つの論文の主張だけで結果を鵜呑みにしていけません。可能ならば、同じテーマの論文を３〜５本ほど読んで妥当性を検証しましょう（分析方法の誤りや解釈に飛躍のある論文も存在するため）。十分な研究サンプル数から比較・検討がなされているのか、評価の手法に不可解な点はないかなど、信頼に値する論文を見極める目を養いましょう。膨大な論文のなかから信憑性の高い論文を見きわめる能力は、正しい情報収集を行ううえで非常に重要です。

その7　結論と結果に相違はないか、確認する

　すでに述べたように「結果（Results）」には嘘偽りのない研究の結果のみを記載しなくてはいけませんが、結論は著者が自由に書くことが可能です。たとえば、比較研究において効果に有意差が認められなかったとします。そこで、著者が結論で「ＡとＢの効果に差が認められなかった」と書くのか、「ＢはＡに匹敵する効果をもたらした」と書くのでは、印象が変わってきますよね。このように、ニュアンスの違いによって読者が受け取る印象も異なります。

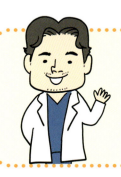

論文に書いてあることをすべて鵜呑みにするのはNG

著者の主張を無批判に鵜呑みにするのではなく、信頼に値する主張といえるのか十分に吟味し、情報を取捨選択できる力を磨きましょう。

Chapter 3 リーダーシップ編

10. 治療計画の立案・コンサルテーション

患者さんの気持ちを配慮した問診
患者さんから信頼を得られて、初めて良い医療を提供できる

まずは自分の身なりや振る舞いを見直そう

　初診時の医療面接においてもっとも重要なのは、患者さんの信頼を獲得し、提案する治療への同意を得ることです。迅速に主訴を改善することも大切ですが、まず患者さんから信頼を得る必要があります。この信頼を築くためには、歯科医師としての外見（髪型、ネイル、服装の清潔感）や振る舞い（言葉づかい、配慮、話し方）が非常に重要です。私たちは、治療という形のサービスを提供しており、患者さんが信頼できる人物からのみサービスを受けたいと思うのは自然な心理です。だからこそ、患者さんに誠実さを伝え、信頼を勝ちとることが重要です（図11）。

問診票を用いて可能な限り患者さんの情報を引き出そう

　問診票の工夫によって患者さんの身体的な情報と価値観の両方を把握することは、最善な医療提供を行ううえで重要です。患者さんはそれぞれ個別の価値観があり、また保険治療と自費治療の希望を初期段階に把握しておくことが効率的なカウンセリングにつながります（図12）。

　当院では、従来の健康状態や歯科治療に必要な質問に加えて、「治療の優先順位」や「具体的な治療希望」に関する質問を補足することで、患者さんのニーズを総合的に判断したうえでの対応を目指しています。このアプローチにより、患者さん一人ひとりの期待に沿った治療計画を立てやすくなります（図13）。

図11　医療面接の意義目的

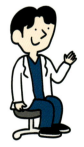

歯科医師 ←→ 患者さん

①誠実な態度安心感／信頼
②正確で詳細な病歴聴取
③患者教育動機付け

信頼があるから
モチーベションにつながる!!

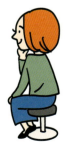

図12 当院で使用している問診票の一部

```
◇治療に関する優先度を    （　）回数が少ない・期間が短い
　3番目まで数字でご記入   （　）品質が良く長持ち
　ください              （　）費用が安価
                      （　）1回の治療時間が短い
                      （　）見た目・審美性が良い
                      （　）強度が高い
                      （　）その他

◇治療についてのご希望を  □保険適用範囲内での治療を希望
　教えてください        □その都度、保険と自費の治療法について説明を受けたい
                      □できるだけ良い材料・方法での治療を希望
                      □お口全体の理想的な治療計画
                      　（トップダウントリートメントデザイン®）を聞いてみたい
```

図13 問診時のポイント

1. 問診票に書いてあることは聞かない→確認する
2. 現病歴は時系列で整理しながら聞いてあげる
3. 今現在の痛みや困りごとを明らかにする
4. 治療に対するモチベーションを把握する
5. 歯科に対する知識や興味を計りながら問診する
6. パーソナリティについてある程度の見当をつける
7. 最後に「他になにかありますか？」と要望を聞く時間を設ける

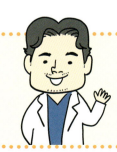

信頼なくして自費診療の選択はない

特に自費率を高めたいと考えている先生方は、患者さんに自費の治療を選択していただける確かな技術と信頼を勝ちとれる医療面接が重要になります！

Chapter 3 リーダーシップ編

▶▶▶ 10. 治療計画の立案・コンサルテーション

治療計画の立案のための資料採取
詳細な資料採取がブランディングにつながる

初診の検査を綿密に行うメリット

　当院では、初診時のアポイントメントは検査・カウンセリングでそれぞれ 30 分、または応急処置という形で 60 分のアポイントメントをとります。原則すべての患者さんに実施することで、歯科医院のブランディングにもつながっていると考えています。すなわち、健康意識の高い人にとっては、「マルオ歯科に行ったら、ていねいに検査をしてくれて、細かく説明してもらえた」となり、医院の評価が高まります。

　一方で、健康意識が低く「とりあえず治療してほしい」という患者さんにとっては、「マルオ歯科に歯が痛くて行ったら、長々と検査されて結局応急処置しかしてくれなかった」という低評価になり、その場しのぎの治療を求める患者さんはだんだんと足が遠のくのです。

　このように、どんな患者さんに対しても、初診時に同じ対応を行うことが、歯科医院のブランディングや患者層の選別にもつながると考えています。

資料採取に適した電子カルテシステムを選ぼう

　当院では、検査入力、写真管理、X 線画像管理、保険点数・カルテ入力、予約管理、見積もり作成、お会計をすべて iPad 1 台で完結できる電子カルテシステム（DentalXR、プラネット社）を導入しています。このアプリでは、初診時の検査結果を「お口の健康手帳」としてプリントアウトし、患者さんにお渡しすることが可能です（図14）。そのため当院では、すべての患者さんにお口の状態を精密に検査した後に検査結果をお渡しするようにしています。患者さんからも好評で、「こんなにていねいに検査してもらい、結果までもらえたのは初めて」と喜んでいただいています。

初診時の口腔内・顔貌写真は必須

　著者が勤務医時代、症例発表の際に「初診時の写真がない！」という事態がしばしば発生しました。初診時の写真を撮影できる機会は一度きりです。さらに、学会の認定試験では最低限 5 枚の写真が要求されます。また、治療当初は単なるう蝕治療だと考えていた患者さんが、後に大規模な治療が必要な症例へと発展することもあります。そのため、「この症例は発表するから撮る」という考えではなく、「すべての患者さんの初診時に 5 枚法の口腔内写真と顔貌写真を撮る」というルールを設け、確実に写真を撮影するようにしましょう（図15）。当院では、撮影した口腔内写真を検査後のカウンセリングで患者さんに見せながら説明するため、即座に iPad に転送するようにしています。

より精密な検査・診断の実施

初診時には、必ずといって良いほどデンタル10枚法またはパノラマX線写真は撮影するかと思います。主訴にもよりますが、必要があればCTを撮影し、より精密な検査・診断を心がけましょう。歯周検査も6点法で行い、BOP、動揺度、PCRについても記録を残しましょう。これらは、歯周外科や抜歯の可否を決定する重要な指標となります。

図14 マルオ歯科で使用しているお口の健康手帳

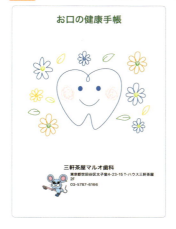
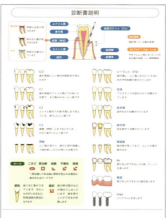
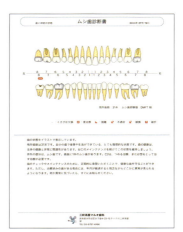

図15 初診時に撮影必須な口腔内写真と顔貌写真

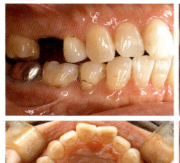
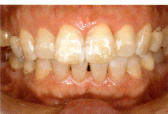
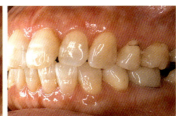
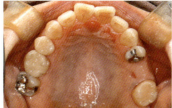
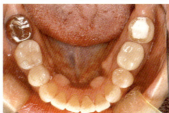
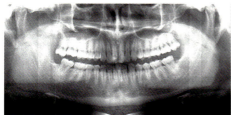
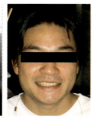
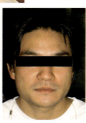

10. 治療計画の立案・コンサルテーション

コンサルテーションの心構え
歯科医師が「主導」するのではなく、「伴走」しよう！

道標その1　歯科医師の役割は登山ガイド

　若い先生のなかには、口腔内の不良な部分をすべて改善させようと必死に治療計画や治療方法を説明している先生もいらっしゃるかと思います。しかし、患者さんが歯科医院に来たからといって、全員が先生の提案するような治療を望んでいるとは限りません。患者さんのなかには、「いまは仕事や子育てが忙しいので、症状がなければ経過観察で様子をみたい」と考えている方もいらっしゃいます。そこで、ぜひイメージしていただきたいのが、「歯科医師は登山ガイド」という考え方です。

　私たち歯科医師は、「歯科治療の山」をどのようなルートで登頂するかの患者さんのガイド役を担う立場という考えのもと、そもそも患者さんは登山をしたい（治療を望む）のか？　というところから確認する必要があると思います。したがって、いきなり登頂ルートの説明（治療の説明）をするのではなく、現状の口腔内や治療法の選択肢をしっかりと説明し、治療意思の有無を確認することが重要です。

道標その2　登る山を提示し選択してもらう

　治療（登山）の意思が確認できたら、複数の治療計画（登る山）と治療費・期間（ルート）を提示し、患者さんの意向をうかがいます。治療費が高額になったり、治療期間が長期間に及ぶこともありますので、この時点で即決していただく必要はありません。まずは通院を継続していただき、口腔環境を整えながら今後の治療方針について検討していただきましょう。

道標その3　遭難やトラブルがないようサポート

　治療開始後は、来院を途絶えさせないためにも患者さんと密にコミュニケーションを図りながら、治療を継続できるようなモチベーションの維持に努めましょう。中断（遭難）やトラブルにならないためにも、治療のゴールに対する現在地の進捗状況や理想とするゴールから外れていないか日々共有してあげることはとても重要です。また、治療を行った後は、術前と術後の状態を、マイクロスコープ下での写真や口腔内写真を撮影し、視覚的に説明することが重要です。それにより、治療が着実に進行していることや、口腔内の環境が改善していることを患者さん自身が実感しやすくなります。

道標その4　下山はメインテナンス

　患者さんは、治療が終了すると安心感からかその後のケアが疎かになりがちです。治療終了後も、良好な治療予後を維持できるようにセルフケアと定期健診によるメインテナンスの重要性をしっかり説明しましょう。また、必要に応じてナイトガードなどを推奨するなど、同様のトラブルが再発しないように定期的に注意喚起を行うのも重要な務めです。なお、良好な長期予後を得るには治療完了後も定期的なフォローアップや検診を促進し、患者さんの口腔健康を継続的に管理（リコールオリエンテーション）することが重要です。リコールオリエンテーションには以下の項目を説明しましょう。

- 定期的な検診の重要性
- 患者さんの口腔リスクに基づいてカスタマイズされたリコール間隔
- 患者さんの口腔環境に合わせたブラッシングやフロスの使用指導
- ナイトガードの重要性
- 食生活のアドバイス
- 今後起こりうる可能性がある口腔トラブル

　当院では自費治療のほとんどに保証制度を設けていますが、保証を受けるためには「定期的なメインテナンスに通院していただくこと」を条件としています。また、近年では健康観の向上と人口減少から、歯科医院の経営戦略としても、できるだけ患者さんに定期メインテナンスに通ってもらえるような予防プログラムを提案することも重要です。

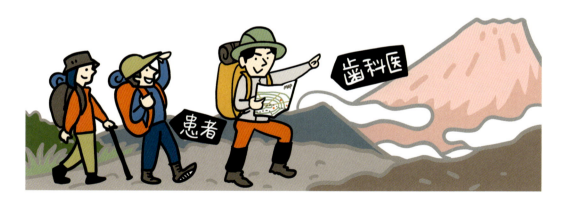

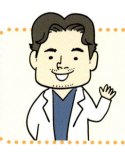

歯科医師の役割は登山ガイド

患者さんのレベル（要望）に合わせた山（治療目標）やコース（治療方法）を選択し、随時現在地やゴールまでの距離・時間を伝え、時には患者さんを鼓舞しながらともに頂上を目指しましょう！

Chapter 3 リーダーシップ編

▶▶▶ 10. 治療計画の立案・コンサルテーション

コンサルテーションのタイミング
患者さんの信頼が得られた時にコンサルしよう！

まずは患者さんと現状を共有する

当院では検査・診断を終えたらカウンセリングルームに移動し、コンサルテーションを行います。カウンセリングルームがない場合は、可能な限り個室の診療室で行うことが望ましいでしょう。コンサルテーションの冒頭では、X線写真や口腔内写真を提示しながら、主に以下の3項目についての説明を行います。

①主訴の部位の状況および原因と治療法
②主訴以外で治療を推奨する部位と治療法
③緊急を要するわけではないが、将来的に不安のある部位

症状の有無の確認と治療法の提案

現状の共有が完了したら、説明した部位（介入が必要な部位）について、患者さん自身の症状の有無を確認し、介入すべきかを相談します。介入を希望する場合は複数の治療法を提示し、介入を希望しない場合は静観することで起こりうるリスクを説明します。治療を行うかの判断は、あくまで患者さんの判断を尊重することが重要ですが、特に治療を推奨する部位や緊急を要するケースは、優先度や重要度を十分に伝えて治療することを提案しましょう（図16）。

図16　患者さんから信頼を得るための10か条

1　誠実でかつ患者さんのタイプに合わせた態度で接する	6　患者さんの不安を和らげる「言葉」の配慮
2　患者さんの話をよく聞き、共感し、現状に理解を示す	7　麻酔をとにかく痛くしない！小さいCRなどから信頼を勝ち得る
3　患者さんが重要視していることを早期に理解し、優先的に説明を行う	8　現在地と今後の予定をつねに共有する
4　「いきなり治療」ではなく「治療オプションの選択肢」を説明する	9　患者さんへの感謝と謝罪は言葉にする
5　患者さん個々の状況に配慮し、QOLを下げない治療計画を立案する	10　「期待の100%が満足、101%が感動」

コンプライアンス意識の低い患者さんへのコンサルテーション

もともと口腔内への意識が低い（コンプライアンスの低い）患者さんへのコンサルテーションは、必ずしも初診時に行う必要はありません。適切なコンサルテーションのタイミングを見計らいましょう。具体的には、以下の2つのタイミングがベストだと考えています。

①患者さんの来院が継続しており、口腔内への関心が高まってきた時

まずは患者さんのモチベーションを上げることに長けている歯科衛生士にP処置を依頼し、TBIと歯周基本治療を行います。患者さんの来院が継続している状態は、徐々に口腔内への意識も高まり治療に対しても前向きに検討していただける可能性も高くなっていますので、コンサルテーションを行うのに適したタイミングといえるでしょう。

②患者さんから信頼を勝ち得たタイミング

若い歯科医師は、患者さんから軽視されたような体験をした方もいらっしゃるかもしれません。そんな時は、1級窩洞のメタル修復をコンポジットレジンで白くするなど、手もちの技術を披露して信頼を築きましょう。また、礼儀正しい態度や言葉遣いを心がけ、治療前後には画像などを用いてていねいに説明するなど、丁重な姿勢で接することも患者さんの信頼を得るうえで重要なことです。そういった誠意をもった対応が小さな信頼の積み重ねとなり、そして患者さんとの信頼関係の構築につながり、ひいては自費の治療であっても患者さんは「最善の治療提案をしてくれている」と受け止めてくださいます（図17）。

図17 適切なコンサルテーションのタイミング

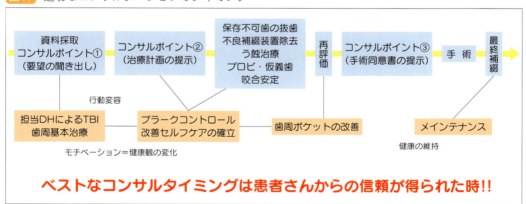

ベストなコンサルタイミングは患者さんからの信頼が得られた時!!

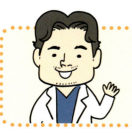

真摯な対応が患者さんからの信頼につながる

患者さんから信頼される歯科医師になるのに近道はありません。小さな信頼の積み重ねが実を結びます！

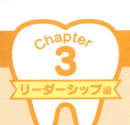

10. 治療計画の立案・コンサルテーション

トップダウンリートメントデザイン®の考え方

術者の限界や患者さんの希望はいったん置き、超理想的な治療計画を立てる癖をつけよう！

EBMの考え方

治療方針・計画を立案するうえでエビデンスの重要性は前項で述べましたが、Evidence-Based Medicine（EBM）という考え方は、実は科学的根拠だけで治療を行うものではありません。図18のように、治療方針を決める要素として、他に「患者の病状と環境」、「患者の好みと行動」、「医療者の臨床経験」という3つの要素も重要になります。

つまり、治療の手段はエビデンスに基づいていくつかの治療法を抽出しますが、実際には術者の力量と照らし合わせ、実現可能な治療を提案します。さらには患者さんの環境や価値観などの条件によっても治療の順序や優先度は変動します。このようにエビデンスがあるからといって、必ずしもその治療提案が患者さんにとって最良のものであり、治療が実現するとは限らないことも理解しておくべきでしょう。

トップダウンリートメントデザイン®という考え方

著者が治療計画を立案するうえで、推奨している方法が「トップダウンリートメントデザイン®」という考え方です（図19）。この考え方は著者自身が命名し、商標登録を取得しています。これは、EBMで重要とされた「医療者の臨床経験」や「患者さんの好みと行動」といった他の要素をいったん排除し、「まずは医学的に『超理想的』治療計画を立案し、理想的な治療方法から現実的に受け入れられる治療へ落とし込みましょう」という考え方です。

もう少しかみ砕いて説明しますと、患者さんの希望や予算、歯科医師の技術面などの要素は、いったん排除してその患者さんの口腔内を機能・審美的にベストな状態に回復し、長期にわたり良好な予後を保てる治療を検討します。もちろん、現実味のないかなり高額な金額になることもありますが、あくまでそれは「患者さんの口の中をすべて完璧にした場合」としてのシミュレーションです。そこから患者さんの希望や予算、優先度などの条件をすり合わせて、患者さんにとって最適な治療へと落とし込んでいくことが重要です。

補綴治療を例としたトップダウントリートメントデザインの実践

補綴治療においても理想的な状態を目指せば、多くの場合において歯列不正を是正する矯正歯科治療が必要になります（図20）。また、欠損部にはインプラント治療、メタル修復にはセラミック修復、天然歯にはホワイトニング、根尖病変には感染根管治療など、1つひとつの歯・歯列・咬合関係がすべて理想的になるように、まずは見積もりを作ってみましょう。

図18 EBMの考え方に基づき治療方針を決める要素

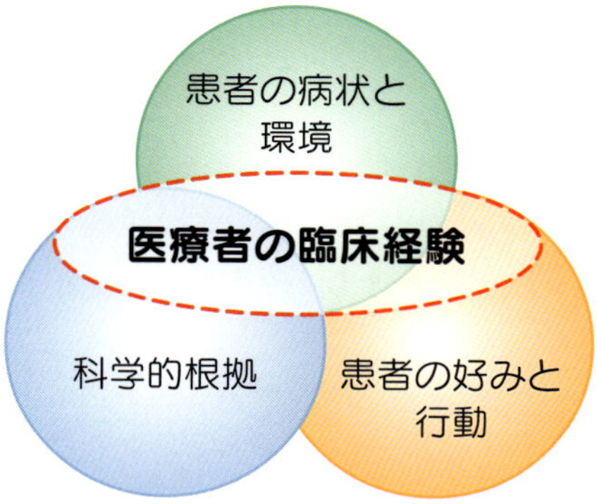

図19 トップダウントリートメントデザイン

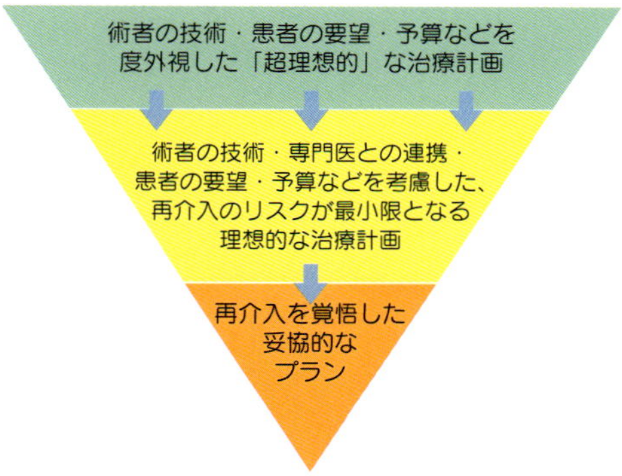

図20 補綴基本的原則とその対応

原則	対応
中心位と中心咬合位の一致	補綴修復
バーティカルストップの確立	インプラント、補綴修復
アンテリアガイダンスの付与	矯正、補綴修復
適切な咬合高径	フルマウスリコンストラクション
適切な咬合平面	矯正、補綴修復
適切な歯列弓	矯正、補綴修復

Chapter 3 リーダーシップ編

▶▶▶ 10. 治療計画の立案・コンサルテーション

コンサルテーション7つのポイント
自分が高価な買い物をする時の視点で考えよう！

1. 高額な買い物と同様のホスピタリティ・サービスを提供する

　突然ですが、皆さんは高額な買い物をする際にどんな接客を受けたいですか？　喫茶店などの落ち着いた場所でコーヒーや紅茶などを注文させてもらい、じっくりと商談するようなイメージをおもちかもしれませんね。間違っても、人通りの多い喧騒とした場所で即急に数百万円の商品の購入を決定するようなことは想像しないでしょう。歯科治療も例外ではありません。インプラント治療や矯正歯科治療は、費用もかなり高額になりますので、成約にあたり高額な買い物と同じような環境・ホスピタリティ・サービスを提供することはきわめて重要です。可能な限り個室のカウンセリングルームを確保し、患者さんが集中して聞ける環境をつくりましょう。また、ミネラルウォーターなどを提供しておもてなしの気持ちを表現することで、患者さんに心地よくコンサルテーションを受けていただくことが理想です。

2. 説明は視覚的かつ明快に

　患者さんは基本的に歯科に関する素養をもち合わせていませんので、私たちにとってあたりまえの前提は通用しません。X線写真よりも口腔内写真や口腔内スキャナのスキャニング画像を用いて、可能な限り視覚的に説明を行うように心がけましょう。

3. 重要事項はていねいに説明し、資料をお渡しする

　重要事項はあらかじめ紙媒体のツールを用意しておき、それに沿って説明することで理解がいっそう深まります。「治療費」「治療期間」「日常生活への支障」「保証」など齟齬があるとトラブルに発展しやすい内容は特にていねいに説明しておくと良いでしょう。見積もりや保証の書類については双方で一部ずつ所有しておき、万が一トラブルが起きた際にもすぐに確認がとれる状況にしておきましょう。

4. 高額な治療も自信をもって提案しよう

　若い先生の中には、高額な治療費を「恐る恐る」「申し訳なさそうに」伝える先生もいるでしょう。しかし、価値観はその人によってさまざまです。基本的にお口の中が健康なわれわれ歯科医師にとって、口腔内に500万円をかけることは高額な投資に思えるかもしれません。しかし、長年義歯で悩んできた患者さんにとって、その金額で元の歯のように食べられるならば高くないと感じる患者さんもいらっしゃるのです。金額については、「堂々と」「淡々と」お伝えするようにしましょう。

5. 患者さんの希望や価値観をヒアリングし落とし所を探ろう

患者さんの希望を早めに察知し意向に沿った治療計画を提案することで、患者さんからの信頼感も高まります。そのためには、こちらから一方的に治療計画をお伝えするのではなく、随時患者さんの希望条件や優先事項についてヒアリングしながら落とし所を探っていくことが重要です。

6.「高額な治療費を払えない」＝「良い治療を受けられない」の概念を払拭せよ

患者さんのなかには、「高額な治療費は払えません」という方もいらっしゃいます。しかし、金銭的に余裕のないように見える患者さんもブランド物の財布を持っていたり、自宅を購入していたりするものです。つまり、「高くて払えない」＝「そこまでの価値を感じていない」のです。人は価値を感じれば、ローンを組んでも購入します。車やマイホームを現金で買える人はほとんどいないですよね。したがって、インプラント治療や矯正歯科治療などの高額な治療を行う歯科医院では、必ずクレジットカード決済やデンタルローンなどを導入し、「高額な治療費を払えないから治療を受けられない」という概念を払拭することが重要です。

7. 即断を迫らず、まずは信頼関係の構築に努めよう

患者さんが治療を行うか迷っている場合は、即断を迫らず、「定期健診で経過を診ながらゆっくりとご検討ください」と、通院を継続しながら検討していただきましょう。治療の即断を迫ると患者さんにプレッシャーを与えてしまいますし、「ここの歯科医院ではその治療しか選択肢がないのであれば、違う歯科医院にセカンドオピニオンを求めてみよう」と考え転院してしまう可能性もあります。治療にかけられる予算の悩みもあるかと思いますが、「この先生で大丈夫かな？」と不安を感じていることもおおいにあります。まずは、通院を継続していただくことを目標として、信頼を積み重ねてからあらためて検討結果をうかがってみましょう。

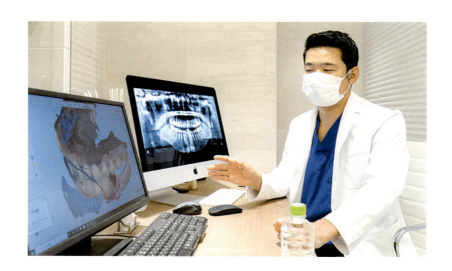

おわりに

　最後まで本書をお読みいただき、誠にありがとうございました。

　本書は、若手歯科医師がこれからの激動の時代を生き抜くための**「知識という武器」**を提供する目的で、私の知識と経験をできる限りわかりやすく解説することに努めました。

　特に重要な内容として、**Chapter2-5 の「大学では教えてくれないマネー学」**、**Chapter3-8 の「歯科で指導する立場になるためのリーダーシップ」**、および **Chapter3-9 の「学術論文・ガイドラインの読み方講座」**は、若いうちに知っておけば、数年後に同世代の友人と大きな差が出る内容だと確信しています。

　本書をつうじて、少しでも将来に対する不安が和らぎ、読者の皆さんの助けとなれば、著者としてこれ以上の喜びはありません。実は、本書で紹介した 10 のトピック以外にも、もう 1 つ重要なトピックがあります。

　それは**「英語」**です。

　私は英語が得意というわけではありませんし、みずから解説するほどの知識もありませんので、本書では取り上げませんでした。しかし、国際社会から取り残されつつある日本において、今後歯科医師も英語によるコミュニケーションは必須となるでしょう。

　歯科医師という仕事を愛し、その道をきわめていくなかで、必ず**世界という大きな壁**にぶち当たります。その時に**「英語」という武器**をもっているかで、その限界を突破する成功率は大きく変わります。ぜひ、本書を読んで刺激を受けた方は、英語の継続的な学習も強く推奨します。

　これまで読者の皆さんがやってきたスポーツや趣味で**「日本代表」**になることは、残念ながら難しかったのではないでしょうか？　しかし、歯科という仕事に夢中になり、英語ができるようになれば、**「歯科の日本代表」**になることはけっして夢ではありません。

　本書の読者から、歯科の日本代表が輩出されることを願ってやみません。

もし、今は興味を惹かれないトピックがあったとしても、1年後には気になる内容になっているかもしれません。その際には、ぜひ再度本書を読み返していただければ幸いです。また、本書が役に立ったと感じていただけたなら、大学や勤務先の後輩にもご紹介いただけるとうれしく思います。

　私は今後もセミナーや講演活動を続けていく予定ですので、ぜひどこかでお会いした際にはお声掛けいただければ幸いです。読者の皆さんとお会いできることを楽しみにしております。

　最後に、本書の執筆に際して多大なるご支援を賜りました方々に深く感謝申し上げます。

謝辞

　私のような若輩者を著者として認めていただいたクインテッセンス出版代表取締役社長の北峯康充氏、本書のすばらしい企画をご提案いただき遅筆な私を叱咤激励してくださった木宮雄志氏、そして私の乱文をていねいに編集しすてきなページにしてくださった石川湧大氏には心からの感謝を捧げます。

　また、いつも多忙な私を支えてくれる友人やクリニックのスタッフ、そしてワークライフバランスが崩れがちな私を理解し、支えてくれる妻と二人の息子に謝意と感謝の気持ちを込めて、この場を借りてお礼申し上げます。

2024年7月
丸尾勝一郎

参考文献

Chapter 1

1. 日本歯科医師会．2040年を見据えた歯科ビジョン 令和における歯科医療の姿．https://www.jda.or.jp/dentist/vision/pdf/vision-all.pdf（2024年7月19日アクセス）
2. 丸尾勝一郎．なぜ自費率50％の歯科医院をめざすのか．東京：デンタルダイヤモンド社，2022．
3. National Training Laboratories．ラーニングピラミッド．
4. 堀公俊．ビジネス・フレームワーク．東京：日本経済新聞出版社，2013．

Chapter 2

1. ロバート キヨサキ．改訂版 金持ち父さん 貧乏父さん：アメリカの金持ちが教えてくれるお金の哲学．東京：筑摩書房，2013．
2. 大同生命．運用利回りとは．https://www.daido-life.co.jp/i401k/knowledge/yield.html（2024年7月25日アクセス）
3. 国税庁．No.2260 所得税の税率．https://www.nta.go.jp/taxes/shiraberu/taxanswer/shotoku/2260.htm（2024年7月25日アクセス）．
4. 岩田隆紀，水谷幸嗣，岩野義弘，松浦孝典．歯科衛生士・歯科助手 おしごとハンドブック．東京：クインテッセンス出版，2022．
5. 丸尾勝一郎．なぜ自費率50％の歯科医院をめざすのか．東京：デンタルダイヤモンド社，2022．

Chapter 3

1. 丸尾勝一郎（監）蓮池聡，上野大輔，豊嶋健史．日常臨床に活かす エビデンスの調べかた・読み解きかた入門．東京：クインテッセンス出版，2022．
2. Thomson Reuters．インパクトファクターとは．https://letterpress.co.jp/science/glossary/impactfactor/（2024年8月2日アクセス）
3. PubMed. https://pubmed.ncbi.nlm.nih.gov/（2024年7月25日アクセス）
4. 丸尾勝一郎．なぜ自費率50％の歯科医院をめざすのか．東京：デンタルダイヤモンド社，2022．

院内風景

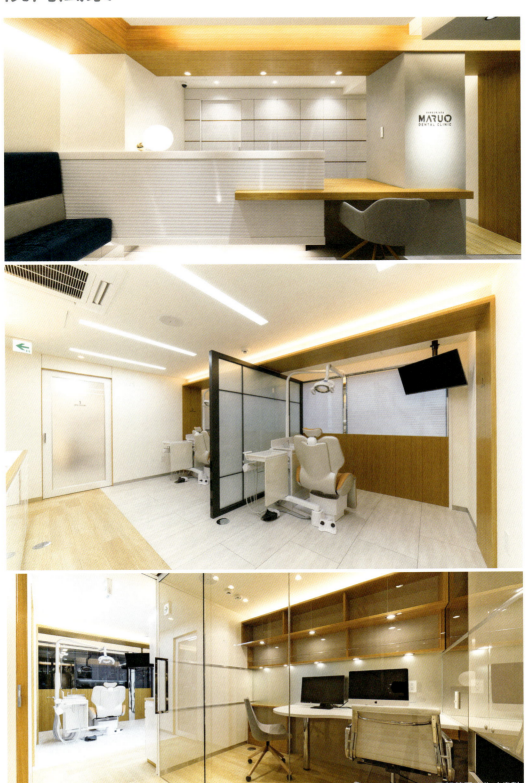

三軒茶屋マルオ歯科

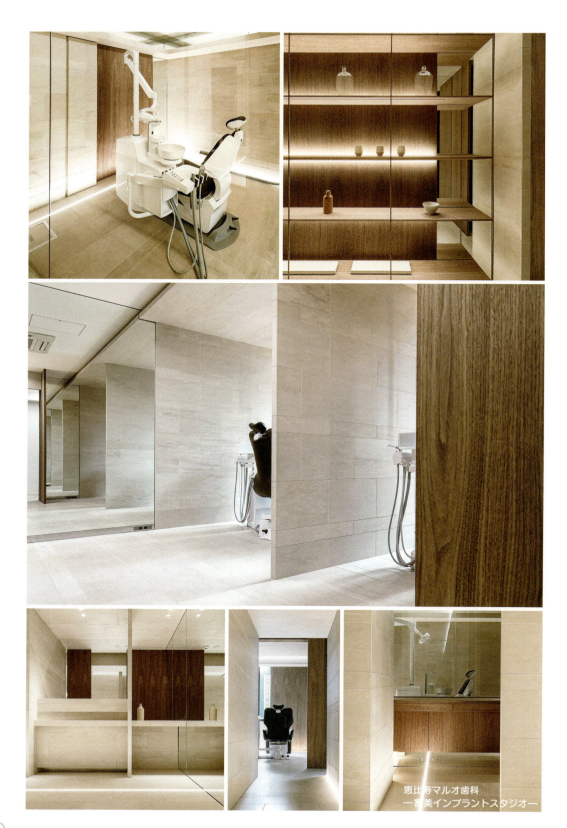

恵比寿マルオ歯科
一審美インプラントスタジオー

ポイントを押さえて効率よく文献を調べて読み、
臨床に活かすEBM実践入門書

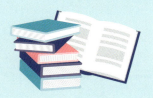
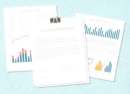
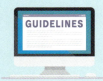

日常臨床に活かす

エビデンスの調べかた・読み解きかた

入門

忙しい日常臨床のなかで、必要とはわかっているけど文献検索や論文抄読が苦手・うまくいかない・時間がかかりすぎてしまうことはありませんか？ 本書でポイントを押さえて効率よく文献を活用しましょう！

［監著］丸尾勝一郎／蓮池　聡
［著］上野大輔／豊嶋健史

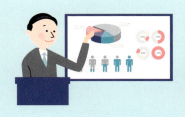
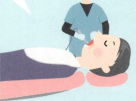
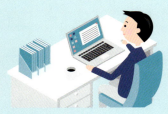

●サイズ：A4判変型　●100ページ　●定価7,150円（本体6,500円＋税10%）

QUINTESSENCE PUBLISHING 日本

クインテッセンス出版株式会社
〒113-0033　東京都文京区本郷3丁目2番6号　クイントハウスビル
TEL 03-5842-2272（営業）　FAX 03-5800-7592　https://www.quint-j.co.jp　e-mail mb@quint-j.co.jp

世界の
インパクトファクターを決める
トムソン・ロイター社が
選出

補綴・デジタルデンティストリーのための
重要10キーワード ベスト200論文

著者：木本克彦／星 憲幸／
丸尾勝一郎／林 幸男

講演や雑誌でよく見る、あの分類および文献

「トムソン・ロイターシリーズ」の第4弾。
補綴と歯科用CAD/CAM応用の最先端論文に触れる！

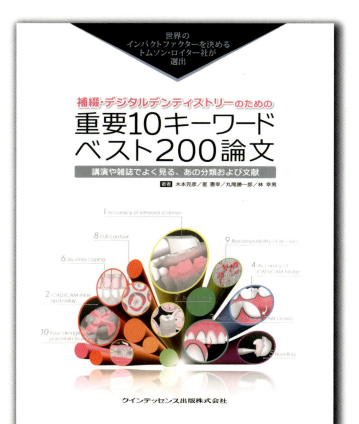

本書は、2014年に「インプラント編」が刊行されて以来好評となっている「トムソン・ロイターシリーズ」の第4弾。補綴をメインテーマに据えつつ、とくに進展著しいデジタルデンティストリーや、それによって製作されたジルコニアセラミックをはじめとする新材料の取り扱いに関する内容に特化。最近の日常臨床に対するヒントを提供することはもちろん、講演の聴講やその準備、そして論文の読解・執筆にも役立つ1冊。

CONTENTS

●**重要10キーワード**
Accuracy of intraoral scanner／CAD/CAM inlay and onlay／Accuracy of CAD/CAM crown／Accuracy of CAD/CAM bridge／Bonding／Zirconia coping／Survival rate of CAD / CAM material／Full-contour／Biocompatibility of zirconia／Fuse strength of porcelain to zirconia

●**補綴・デジタルデンティストリーのための材料および分類**

QUINTESSENCE PUBLISHING 日本
●サイズ:A4判変型　●144ページ　●定価7,700円（本体7,000円＋税10%）

クインテッセンス出版株式会社

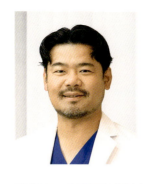

PROFILE

丸尾勝一郎（まるお・かついちろう）

2005年	東京医科歯科大学歯学部卒業
2009年	東京医科歯科大学大学院医歯学総合研究科インプラント・口腔再生医学分野修了（歯学博士）
2010年	岩手医科大学歯学部補綴・インプラント学講座助教・インプラント外来医局長
2012年	米国ハーバード大学歯学部インプラント科ITIスカラー・研究員
2013年	神奈川歯科大学大学院口腔機能修復学講座咀嚼機能制御補綴学分野講師
2017年	日本口腔インプラント学会専門医取得
2018年	三軒茶屋マルオ歯科開院
2019年	ITIフェロー就任
2020年	医療法人社団プライムエレメント設立
2021年	神奈川歯科大学大学院口腔統合医療学講座補綴・インプラント学特任准教授
2021年	恵比寿マルオ歯科審美インプラントスタジオ開院
2022年	歯科技工所NEXT NODE設立
2024年	東京医科歯科大学インプラント外来非常勤講師

【所属学会】

日本口腔インプラント学会専門医
日本補綴歯科学会専門医
ITI（International Team of Implantology）フェロー、コミュニケーション委員会
European Association of Osseointegration（EAO）Member

【所属スタディグループ】

Interdisciplinary Team of Dentistry（ITD）主宰／Infinityファウンダー／NEXGenディレクター／ITIスタディクラブ世田谷ディレクター

【受賞歴】

2003年	小林育英会研究優秀賞受賞
2012年	ボストン日本人研究会「内容と理解」部門優秀プレゼンアワード受賞
2015年	日本顎顔面インプラント学会English Competition Award受賞
2015、2016年	神奈川歯科大学附属病院病院長賞受賞